Die Landesheil- und Pflegeanstalt Tiegenhof

Zivilisationen & Geschichte

Herausgegeben von
Ina Ulrike Paul und Uwe Puschner

Band 28

*Zu Qualitätssicherung und Peer Review
der vorliegenden Publikation*

Die Qualität der in dieser Reihe
erscheinenden Arbeiten wird vor
der Publikation durch
einen Herausgeber der Reihe geprüft.

*Notes on the quality assurance and
peer review of this publication*

Prior to publication, the quality of
the work published in this series
is reviewed by one of
the editors of the series.

Enno Schwanke

Die Landesheil- und Pflegeanstalt Tiegenhof

Die nationalsozialistische Euthanasie in Polen während des Zweiten Weltkrieges

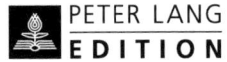

Bibliografische Information der Deutschen Nationalbibliothek
Die Deutsche Nationalbibliothek verzeichnet diese Publikation
in der Deutschen Nationalbibliografie; detaillierte bibliografische
Daten sind im Internet über http://dnb.d-nb.de abrufbar.

Umschlagabbildung:
Gedenktafel auf dem Anstaltsgelände von Tiegenhof.
© Enno Schwanke

Gedruckt auf alterungsbeständigem,
säurefreiem Papier.

ISSN 1867-092X
ISBN 978-3-631-65236-7 (Print)
E-ISBN 978-3-653-04854-4 (E-Book)
DOI 10.3726/978-3-653-04854-4

© Peter Lang GmbH
Internationaler Verlag der Wissenschaften
Frankfurt am Main 2015
Alle Rechte vorbehalten.
Peter Lang Edition ist ein Imprint der Peter Lang GmbH.

Peter Lang – Frankfurt am Main · Bern · Bruxelles ·
New York · Oxford · Warszawa · Wien

Das Werk einschließlich aller seiner Teile ist urheberrechtlich
geschützt. Jede Verwertung außerhalb der engen Grenzen des
Urheberrechtsgesetzes ist ohne Zustimmung des Verlages
unzulässig und strafbar. Das gilt insbesondere für
Vervielfältigungen, Übersetzungen, Mikroverfilmungen und die
Einspeicherung und Verarbeitung in elektronischen Systemen.

Diese Publikation wurde begutachtet.

www.peterlang.com

„Ce travail examine les évenements au sein de l'asile Dziekanka initialement polonais qui fut renommé Tiegenhof et transformé en une institution meutrière après l'occupation allemande en 1939. Sur la base de témoignages et de casiers judiciaires des archives fédérales de Ludwigsburg, les développements à Tiegenhof entre 1939 et 1945 sont reconstruits dans une étude de cas sur les débuts de l' « euthanasie » national-socialiste."
Quelles sont les causes pour le meurtre antérieur des patients à Tiegenhof et quelles sont les répercussions des expériences gagnées sur le programme d'euthanasie dans le „Altreich"?

Abstract

This pioneering analysis uses one psychiatric asylum as a case study in order to outline the structure of National Socialist "euthanasia" in occupied Poland. The Second World War was characterized by the mass destruction of human lives. One of the systematic extermination programs targeted people who were labeled as mentally or physically ill. In occupied Poland alone, at least 26.000 people were killed as a part of the so-called "euthanasia" program, about 15.000 of them before 1942.

This work sheds light on events in the originally Polish asylum Dziekanka, renamed Tiegenhof and transformed into a murder facility after the German occupation in 1939. On the basis of testimonies and criminal records from the German Federal Archives in Ludwigsburg, the developments in Tiegenhof between 1939 and 1945 are reconstructed as a case study on the early phase of the national socialist "euthanasia". Whereas the six murder facilities that were part of the T4 program (Grafeneck, Brandenburg, Hartheim, Pirna-Sonnenstein, Bernburg, Hadamar) commenced their murdering in gas chambers gradually from January 1940, most patients in the psychiatric asylums in occupied Poland had already been killed at that point.

It is shown that the local occupation government with its committed National Socialist Reichsstatthalter (governor) Arthur Greiser and the SS-Sonderkommando Lange were key perpetrators in the early patient murders in the "Reichsgau Wartheland". Furthermore, transports to and the different phases of the murder program at Tiegenhof are reconstructed. In focus, apart from the structure of the "Reichsgau Wartheland", are the experiences in murdering patients gained by the perpetrators and how they influenced the T4 program and other extermination programs during the war.

Inhaltsverzeichnis

1. Einleitung 9
    1.1 Gegenstand der Untersuchung 9
    1.2 Forschungsstand 11
    1.3 Quellengrundlage 23

2. „lebensunwertes Leben" – Die Entstehung eines Diskurses
   und dessen praktische Umsetzung 27

3. Institutionelle Bedingungen des frühen Krankenmordes
   im Reichsgau Wartheland 41
    3.1 Arthur Greiser und die Entstehung eines „Mustergaus" 41
    3.2 Die Gauselbstverwaltung als Organisator des Krankenmordes 45
    3.3 Das gaueigene SS-Sonderkommando Lange 52

4. Das Sterben beginnt – Die Heil- und
   Pflegeanstalt Tiegenhof bis Herbst 1941 63
    4.1 Historischer Abriss und Abtransporte im Dezember 1939 63
    4.2 Die Abtransporte in die mobile Gaskammer im Januar 1940 74
    4.3 Tiegenhof als Durchgangslager und fiktiver Begräbnisort 77
    4.4 Die Transporte von Juni 1941 bis zum „Euthanasie" stopp 83
    4.5 Die Rolle der „T4" bei der Vernichtung der
         Tiegenhofer Patienten 88

5. Das Sterben geht weiter – Die Vernichtung der
   Tiegenhofer Patienten ab Herbst 1941 95
    5.1 Radikalisierung im Umgang mit dem polnischen Personal 95
    5.2 Exkurs „Aktion Brandt" oder „wilde Euthanasie" 98
    5.3 Die Vernichtung der Alsterdorfer Patienten in Tiegenhof 101
    5.4 Die medikamentöse Tötung der Tiegenhofer Patienten 107

5.5 Die Einbeziehung Tiegenhofs in die
reichsweiten Verlegungstransporte 118
    5.5.1 Die „überbezirkliche" Aufnahme 118
    5.5.2 Errichtung der Kinderfachabteilung 121
    5.5.3 Tiegenhof als Sammelstelle für „Geisteskranke
    Ostarbeiter und Polen" 124

6. Fazit 129

Abkürzungen und Erläuterungen 133

Quellen- und Literaturverzeichnis 135

1. Einleitung

1.1 Gegenstand der Untersuchung

Mit dem Überfall deutscher Wehrmachtsverbände auf Polen am 1. September 1939 begann ein Krieg, dessen Hauptcharakteristikum die Vernichtung von Millionen Menschenleben war. Eine der ersten systematischen Vernichtungsaktionen betraf dabei geistig und körperlich oder als krank deklarierte Menschen. Ein Privatschreiben Adolf Hitlers im Oktober 1939 ermächtigte seinen Begleitarzt Karl Brandt und den Chef der Kanzlei des Führers, Reichsleiter Philipp Bouhler, dazu, „die Befugnisse namentlich zu bestimmender Ärzte so zu erweitern, daß nach menschlichem Ermessen unheilbar Kranken bei kritischster Beurteilung ihres Krankheitszustandes der Gnadentod gewährt werden kann"[1]. Zweifellos ging es hierbei nicht um eine Sterbeerleichterung, wie die verwischenden Äußerungen suggerieren. Mit der Rückdatierung der Ermächtigung auf den Tag des deutschen Überfalls auf Polen, rückte Hitler das Programm neben der gewaltsamen Dezimierung im Inneren in einen engen Zusammenhang zur außenpolitischen Expansion. Ausgehend von dieser Anweisung sind allein im besetzten Polen mindestens 26.000 Menschen umgebracht worden, schätzungsweise 15.000 davon allein bis Ende des Jahres 1941.[2] Während in den sechs Tötungsanstalten der „Aktion T4" (Grafeneck, Brandenburg, Hartheim, Pirna-Sonnenstein, Bernburg, Hadamar) erste Vergasungen ab Januar 1940 erst langsam anliefen, waren die meisten psychiatrischen Anstalten im besetzten Polen zu diesem Zeitpunkt schon leergemordet.

Die vorliegende Arbeit widmet sich in ihrer Betrachtung einer dieser Anstalten in Polen, die durch die nationalsozialistische Besatzung von einer Heil- und Pflegeanstalt zur Tötungsanstalt umfunktioniert wurde: der Anstalt Tiegenhof

---

1 Zitiert nach: Kaiser, Jochen-Christoph/ Nowak, Kurt/ Schwartz, Michael, Eugenik, Sterilisation. Politische Biologie in Deutschland 1895–1945, Berlin 1992, S. 253.
2 Vgl. Faulstich, Heinz, Hungersterben in der Psychiatrie 1914–1949. Mit einer Topographie der NS-Psychiatrie, Freiburg 1998, S. 252.

im Reichsgau Wartheland. Die besondere Relevanz Tiegenhofs liegt gerade darin, dass sie eine der wenigen Anstalten im neugegründeten Reichsgau war, deren Betrieb nach der Einnahme am 11. September 1939 nicht eingestellt wurde. Bis die Rote Armee die Anstalt am 21. Januar 1945 eroberte, starben hier mehrere tausend Menschen an den Folgen von Vergasungen, Nahrungsentzug, medikamentöser Tötung und Mangelversorgung. Da über die Geschehnisse in Tiegenhof kaum Nachweise existieren, stützt sich die Arbeit zum Großteil auf die Ermittlungs- und Prozessakten der Zentralen Stelle der Landesjustizverwaltung Ludwigsburg, die sich vereinzelt mit den „Euthanasie"-Verbrechen im Wartheland befassen. Die Problematik zeigt sich vor allem durch die juristische Behandlung der Patientenmorde in verschiedenen Verfahren, die das Archivmaterial enorm anwachsen ließen. Einige Akten werden daher auch erstmalig im Zusammenhang mit der Vernichtung von „lebensunwertem Leben" im Warthegau angeführt. Im Mittelpunkt der Untersuchung steht die Rekonstruktion der Geschehnisse in Tiegenhof in den Jahren 1939–1945 anhand des erschlossenen Archivmaterials. Dabei wird die Arbeit von zwei wesentlichen Fragen geleitet: Wo liegen die Gründe für den frühen Patientenmord im Warthegau bzw. Tiegenhof? Und welcher Zusammenhang besteht mit den reichsweiten Tötungen unter dem Deckmantel der „Euthanasie"?

Um diesen Fragen nachzugehen, gliedert sich die Arbeit in drei wesentliche Hauptpunkte. In einem ersten Schritt werden die geistigen Ursprünge des „Euthanasie"-Diskurses beleuchtet. Insbesondere die Situation der deutschen Psychiatrie ab dem Ersten Weltkrieg soll der Anstalt Tiegenhof kontrastierend gegenübergestellt werden. Gleichsam sollen die ideologischen Anknüpfungspunkte der Nationalsozialisten bei einer Gesellschaft gezeigt werden, die schon früh Termini wie „Ballastexistenzen" und „überflüssige Esser" verinnerlicht hatte. Um die Vernichtungen in Tiegenhof in ihrem Raum kontextualisieren zu können, richtet sich der Fokus im nächsten Arbeitsschritt auf die Gründung und Entstehung des Reichsgaus. Dabei stehen vor allem die organisatorischen Bedingungen und die Täter im Mittelpunkt. Gerade hier soll der Frage nach den Voraussetzungen des frühen Krankenmordes nachgegangen werden. Die Voranstellung der strukturellen Gründe der Vernichtung vor die chronologischen Geschehnisse in Tiegenhof ist der Tatsache geschuldet, dass die Ereignisse in ihrem Spannungsfeld analysiert werden müssen. Im Hauptteil der Arbeit wird sich der Anstalt Tiegenhof selbst gewidmet. Anhand des Quellenmaterials erfahren sowohl die verschiedenen Einflüsse auf das Anstaltswesen, die personelle Besetzung, die Art der Tötung als auch die Phasen des Tötens nähere Betrachtung. Ein wesentliches Augenmerk liegt dabei stets auf den etwaigen Gemeinsamkeiten oder Unterschieden zur „Aktion T4" beziehungsweise der später einsetzenden reichsweiten dezentralisierten Tötung von Anstaltsinsassen. Zum Zwecke einer zielgerichteten Untersuchung und um das Vorgehen in Tiegenhof in seiner Differenziertheit darzustellen, verfolgt die Arbeit die zentrale These, dass der Mord in Tiegenhof in seiner ersten Phase wesentlich den organisatorischen Bedingungen eines überwiegend polnisch geprägten Gaues bedingt war, in dem die Vernichtung von Anstaltsinsassen dem allgemeinen Ziel einer rassischen „Flurbereinigung" diente. In der dezentralisierten Phase der Anstaltstötungen hingegen war die Gauselbstverwaltung williger Kooperationspartner der Berliner „T4-Zentrale", während das leitende Anstaltspersonal in Tiegenhof aus Eigenmotivation handelte und aus Anerkennungsgründen tötete. Die Ergebnisse der Untersuchung werden im Fazit noch einmal zusammengefasst.

1.2 Forschungsstand

Erste Erforschungen hinsichtlich der „Euthanasie"-Verbrechen lassen sich in Deutschland schon früh finden. Einen zentralen Beitrag hierzu leistete der junge Arzt Gerhard Schmidt, der unmittelbar nach Kriegsende durch die Alliierten als kommissarischer Direktor der bayerischen Anstalt Eglfing-Haar eingesetzt wurde. Ihm gelang es noch im Jahr 1945, anhand des im Nationalsozialismus tätigen Personals, einen ausführlichen Bericht über Vorkommnisse und Tötungen in acht bayerischen Anstalten zu erstellen. Der Bericht wurde jedoch aufgrund mangelnden wissenschaftlichen und öffentlichen Interesses erst 1965 publiziert.[3] Ein weiterer wichtiger Schritt war die Entsendung einer Kommission durch die westdeutsche Ärztekammer zu den Nürnberger Ärzteprozessen. Noch während des Verfahrens kam es 1947 zu einer Teilveröffentlichung der Ergebnisse durch die Autoren Alexander Mitscherlich und Fred Mielke mit dem Titel „Diktat der Menschenverachtung". 1949 folgte darauf in erweiterter Fassung der Abschlussbericht unter dem Namen „Wissenschaft ohne Menschlichkeit". Ähnlich wie Schmidts Werk fand auch dieser keine große Beachtung, sodass er 1960 unter dem Namen „Medizin ohne Menschlichkeit" erneut erschien.[4] Alice Platen-Hallermund, ein weiteres Mitglied dieser Ärztekommission, veröffentlichte 1948 ihre Prozessbeobachtungen unter dem Titel „Die Tötung Geisteskranker in Deutschland". Gleichartig wie die anderen Beiträge stieß auch dieser

---

3   Vgl. Schmidt, Gerhard, Selektion in der Heilanstalt 1939–1945, Stuttgart 1965.
4   Vgl. Mitscherlich, Alexander/ Mielke, Fred (Hrsg.), Medizin ohne Menschlichkeit. Dokumente des Nürnberger Ärzteprozesses, Frankfurt a. M. [u. a.] 1960.

auf wenig Resonanz und erfuhr erst im Jahr 1993 eine Wiederauflage.[5] Obgleich alle erwähnten Arbeiten bei ihrem Kenntnisstand späteren Abhandlungen weit unterlagen, beschrieben sie bereits in ihrer frühen Form exemplarisch die wesentlichen Aspekte der nationalsozialistischen „Euthanasie". Dass die Werke keine große öffentliche und wissenschaftliche Resonanz fanden, lag zum einen daran, dass die deutsche Bevölkerung nach der Niederlage kein Interesse an einer Auseinandersetzung mit den nationalsozialistischen Verbrechen hatte und zum anderen an den Institutionen der Ärzteschaft selbst, die die Verstrickungen in den Vernichtungsapparat nicht einräumen wollten.[6] So war man bestrebt „alles zu tun, den Begriff der Kollektivschuld von der Ärzteschaft in der Presse und in der Öffentlichkeit abzuwenden"[7]. Selbst Platen-Hallermunds Erkenntnis, dass die „größte Zahl der an der Aktion Beteiligten innere Widerstände gegen die Ermordung"[8] gehabt hätte, zeigt deutlich den Versuch die Täter zu verteidigen und steht damit nicht nur sinnbildlich für die damalige Einstellung der Ärzteschaft, sondern vor allem für die Einstellung der deutschen Bevölkerung zu den Verbrechen.[9] Letztlich waren dies die wesentlichen Ursachen dafür, dass es bis in die 1960er Jahre zu keinen weiteren nennenswerten Publikationen kam.

Erst mit etwas Verspätung und infolge der juristisch zu ahnenden Medizinverbrechen unter der deutsch-alliierten Gerichtsbarkeit entstand ein sich

---

5 Vgl. Platen-Hallermund, Alice, Die Tötung Geisteskranker in Deutschland, 5. Auflage, Frankfurt a. M. 2005.
6 Katers Stichprobe von 4.177 der etwa 79.000 registrierten Ärzte in der Reichsärztekammer von 1936 bis 1945 ergab 44,8% NSDAP-Mitglieder. Ärzte stellten somit vor der Lehrerschaft (25%) und den Juristen (ca. 24%) den akademischen Stand mit den meisten NSDAP-Mitgliedern dar. Vgl. Kater, Michael H., Ärzte als Hitlers Helfer, Hamburg/ Wien 2000, S. 107; S. 111. Dass sich diese Werte aber auch regional stark unterschieden, bewies die jüngste Forschung, die auf Grundlage absoluter Zahlen für das Rheinland beispielsweise einen Wert von 56% NSDAP-Mitgliedern unter der Ärzteschaft ermittelte. Vgl. Rüther, Martin, Geschichte der Medizin. Ärzte im Nationalsozialismus. Neue Forschungen und Erkenntnisse zur Mitgliedschaft in der NSDAP, in: Deutsches Ärzteblatt, Heft 49 (2001), S. A3264–A3265.
7 Niederschrift der Besprechung der Ärztekammerpräsidenten im Archiv der Kassenärztlichen Vereinigung Hessen. Zitiert aus: Gerst, Thomas, Der Auftrag der Ärztekammern an Alexander Mitscherlich zur Beobachtung und Dokumentation des Prozeßverlaufs, in: Deutsches Ärzteblatt 91, Heft 22/23 1994, S. B-1201.
8 Ebd., S. 127.
9 Peter Longerichs Untersuchung zum Abwehrverhalten und dem wirklichen Wissen der Deutschen über die Vernichtung lässt sich auch auf die „Euthanasie" übertragen. Vgl. Longerich, Peter, Davon haben wir nichts gewusst! Die Deutschen und die Judenverfolgung 1933–1945, Bonn 2006.

wandelndes öffentliches Interesse. Besonders die Prozesse des Landgerichts Frankfurt gegen ehemalige Mitglieder der zentralen Krankenmordorganisation von 1946–1948, die Prozesse in Dresden im Jahr 1947, die Hartheim-Prozesse 1947 und die Grafeneck-Prozesse 1949, führten dazu, dass das Bedürfnis nach Informationsgewinnung in den Folgejahren in der Öffentlichkeit anwuchs. In den 1960er Jahren folgte der Prozess vor dem Frankfurter Schwurgericht, das im Gegensatz zu den Euthanasieprozessen der 1940er Jahre bemüht war, sich von der regionalen Perspektive zu lösen, um den Gesamtkomplex des Krankenmordes zu erfassen.[10] So kam es nicht nur zu den bereits erwähnten Neuauflagen der jungen Mediziner, sondern allgemein auch zu neuen Publikationen. Erwähnenswert in diesem Zusammenhang sind die Werke von Helmut Ehrhardt und Bert Honolka. Ehrhardt, der seit 1937 selbst NSDAP- Mitglied und Gutachter im Erbgesundheitsgericht war, und somit direkt an Urteilen über Zwangssterilisationen beteiligt war, bietet in seiner Untersuchung erstmalig die verschiedenen Ebenen der „Euthanasie" und deren Begriffskomplexität an.[11] Der Beitrag vom Journalisten Bert Honolka hatte weniger den Ansatz die Ebenen der „Euthanasie" erklären zu wollen, als vielmehr das Schweigen darüber in der Gesellschaft zu brechen. Für ihn war es entscheidend, „daß die NS-Euthanasie ein aktuelles Thema ist und damit mehr ein Stück unbewältigter Gegenwart als ein Stück der vielzitierten unbewältigten Vergangenheit ist."[12] Ebenfalls infolge der gerichtlichen Aufarbeitung erschien in der DDR das Werk von Karl Friedrich Kaul, der seine Erfahrungen als Nebenkläger in verschiedenen Verfahren gegen Täter und Verantwortliche der „Euthanasie" niederschrieb.[13]

Diese erste Phase der „Euthanasie"-Erforschung war primär eine am Interesse der alliierten und späteren deutschen Strafjustizbehörden orientierte Befassung mit der Thematik.[14] Daraus ergab sich die Problematik, dass die Nachforschungen zumeist sehr sachbezogen ausfielen. Da die juristische Beschäftigung mit der Thematik ausschließlich dem Nachweis einer individuellen Tatbeteiligung

---

10 Einen ausführlichen Bericht hierzu bietet Peter Brokmeier an. Vgl. Brokmeier, Peter, Die Vorstufe der Endlösung. Zum Frankfurter Euthanasieprozeß 1967/68, in: Gewerkschaftliche Monatshefte, Nummer 21 (1970), S. 28–37.
11 Vgl. Ehrhardt, Helmut, Euthanasie und Vernichtung „lebensunwerten" Lebens, Stuttgart 1965.
12 Honolka, Bert, Die Kreuzelschreiber. Ärzte ohne Gewissen. Euthanasie im Dritten Reich, Hamburg 1961, S. 11.
13 Vgl. Kaul, Friedrich Karl, Die Psychiatrie im Strudel der Euthanasie, Berlin 1979.
14 Diesbezüglich kam es auch zum Aufbau der Zentralstelle der Bundesjustizverwaltung in Ludwigsburg im Jahr 1958.

nachging, wurden viele für die Geschichtswissenschaft relevante Aspekte gar nicht oder nur beiläufig verfolgt.[15] Die aus den Ermittlungen und Prozessen hervorgegangen Akten sind jedoch eine unverzichtbare Grundlage für die Auseinandersetzung mit den „Euthanasie"-Verbrechen und die spätere Forschung geworden.

Eine zweite wegweisende Phase der Erforschung der NS-„Euthanasie" kann auf die Veröffentlichung einer erstmalig umfassenden Monographie zum Tatkomplex durch den verstorbenen Journalisten Ernst Klee im Jahr 1983 datiert werden: „Euthanasie im NS-Staat", die nach mehrfacher Neuauflage im Jahr 2010 unter einem neuen Namen und etlichen Ergänzungen erschienen ist.[16] Klees Werk unterschied sich zu den marginalen vorherigen Publikationen anhand zweier wesentlicher Punkte. Erstmalig wurde sich überhaupt dem enormen Aktenbestand gewidmet und dieser durch Zeugenaussagen von Tätern und Betroffenen ergänzt. Klee fügte die Ergebnisse seiner Untersuchung zu einem Narrativ zusammen, das die „Euthanasie" als erste Form einer nationalsozialistisch bürokratischen Massenvernichtung kennzeichnete. Er benannte die Institutionen, wies die Abläufe der verschiedenen Euthanasieformen nach und zeigte auch erstmalig, dass die Vernichtungsaktionen bis zum Kriegsende liefen und nicht mit dem sogenannten „Euthanasie"- Stopp vom 24. August 1941 endeten. Ein Kapitel allein ist speziell dem Luminal-Schema und der Hungerkost als der gebräuchlichsten Mordmethode in den späteren Kriegsjahren gewidmet. Aufgrund der untersuchten Aktenlage gelingt es ihm auch viele neue Namen von „Euthanasie"-Anstalten ins Feld zu führen: Obrawalde, Hadamar, Eichberg, Klagenfurt, Tiegenhof, Sachsenberg usw. Zugleich fragt die Untersuchung auch nach den ideologischen Wurzeln des Mordens. Ein wesentlicher Makel ist jedoch die unsystematische Herangehensweise sowie die chronologische Erzählart, die die Zusammenhänge teilweise verwischen lässt. Ebenfalls gelingt es ihm nicht, sich von den großen Orten des Massensterbens (Hadamar, Brandenburg, Grafeneck usw.) zu lösen. Das mag zum einen seinem eigentlichen Berufszweig geschuldet sein, zum anderen ging es Klee nach Eigenaussagen primär um eine Bewusstseinsschaffung innerhalb der deutschen Bevölkerung. Zudem spiegelte es ebenfalls die gesichtete Quellenlage wider. In der historischen und juristischen Aufarbeitung der NS- Psychiatrien

---

15 Vgl. Greve, Michael, Die organisierte Vernichtung lebensunwerten Lebens. Dargestellt am Beispiel des Wirkens und der strafrechtlichen Verfolgung ausgewählter NS-Tötungsärzte, Pfaffenweiler 1998, S. 93.
16 Klee, Ernst, „Euthanasie" im Dritten Reich. Die „Vernichtung lebensunwerten Lebens", Frankfurt a. M. 2010.

und -Anstalten waren es primär Vorgänge um Zwangssterilisation und der „Aktion T4", die letztlich den Hungermord und andere Formen der Tötung verdecken ließen.

Ein breiteres Bewusstsein für Öffentlichkeit und Wissenschaft zu schaffen, wurde auch schon 1980 mit dem Gesundheitstag „Medizin und Nationalsozialismus. Tabuisierte Vergangenheit – ungebrochene Tradition?" unternommen.[17] Auch hier waren es nicht Vertreter der Geschichtswissenschaft, die erste Schritte unternahmen, sondern junge Ärzte, Psychiater und vereinzelt Medizinhistoriker. Medizingeschichte stellte für die Historiker und Historikerinnen noch keinen selbstständigen Bereich dar. Die NS- Rassenpolitik wurde noch weitgehend mit der Judenverfolgung gleichgesetzt, weshalb die im NS-Staat praktizierte „Euthanasie" kaum in das Blickfeld der Forschung geriet. Für den medizinhistorischen Bereich sind vor allem die Untersuchungen von dem Psychiater Klaus Dörner hervorzuheben, die sich schon recht früh mit der Problematik befassten,[18] sowie die Arbeiten der Sozialwissenschaftler Florian Tennstedt und Stephan Leibfried, die nach den Folgen der Machtergreifung für das Gesundheitswesen fragten.[19] Klee ergänzte seine Publikation in der zweiten Hälfte der achtziger Jahre um zwei weitere Bände; „Dokumente zur Euthanasie" beinhaltet die wichtigsten Quellen der Anstalten, den Schriftverkehr der involvierten Institutionen, die Namen der Verantwortlichen und „Was sie taten – was sie wurden" behandelt das Leben und die Karrieren verschiedener „Euthanasie"- Verantwortlicher und deren nichterfolgte juristische Ahndung.[20] Den drei Publikationen Klees folgten zahlreiche Darstellungen, die sein Standardwerk vertiefen und sich regional mit einzelnen Tötungsanstalten und der Vernichtung anstaltseigener Patienten beschäftigten.[21] Seit den achtziger Jahren

---

17 Die Ergebnisse wurden in einem Sammelband festgehalten. Vgl. Baader, Gerhard/ Schultz, Ulrich (Hrsg.), Medizin und Nationalsozialismus. Tabuisierte Vergangenheit – ungebrochene Tradition?, 2. erw. Auflage, Berlin 1983.

18 Vgl. Dörner, Klaus, Nationalsozialismus und Lebensvernichtung, in: Vierteljahreshefte für Zeitgeschichte 15 (1967), S. 121–152; Dörner, Klaus: Tödliches Mitleid. Zur Frage der Unerträglichkeit des Lebens oder: die Soziale Frage: Entstehung, Medizinisierung, NS-Endlösung heute, morgen, Gütersloh 1988, S. 17 f.

19 Vgl. Leibfried, Stephan/ Tennstedt, Florian, Berufsverbote und Sozialpolitik 1933, Bremen 1980.

20 Vgl. Klee, Ernst (Hrsg.), Dokumente zur „Euthanasie", Frankfurt a. M. 1986. Klee, Ernst, Was sie taten – Was sie wurden. Ärzte, Juristen und andere Beteiligte am Kranken- oder Judenmord, Frankfurt a. M. 1986.

21 Als erste bekannte und umfassende Regionalstudie ist die von Heike Bernhardt zu nennen. Vgl. Bernhardt, Heike, Anstaltspsychiatrie und „Euthanasie" in Pommern

nahm die Zahl einschlägiger Untersuchungen demnach zu und führte gar dazu, dass der Medizinhistoriker Paul Weindling von einer „Volksbewegung"[22] medizin- und biologiehistorischer Arbeiten sprach. Bis heute sind viele dieser Werke durch einen starken Gegenwartsbezug geprägt, sei es, dass die Verfasser die Geschichte ihrer Arbeitsstätten erkundeten oder durch historische Reflexion die ethischen Grundlagen der eigenen Profession erforschten.[23] Wesentliche Erkenntnisfortschritte gelangen in der Mitte der achtziger Jahre als die bis dato weitgehend unverbundenen Diskussionsstränge von Medizinkritik, Medizingeschichte und Zeitgeschichte enger zusammengeführt wurden. Während das Medizinhistorische Journal bei der Vermittlung von Medizin- und Zeitgeschichte eine Vorreiterrolle übernahm, war es bei der sozialhistorisch interessierten Zeitgeschichte Michael H. Kater, der auf das Desiderat einer Professionsgeschichte der Medizin im Nationalsozialismus verwies.[24] Wie rasant der Forschungsstand sich in dieser Zeit erweiterte, wird auch an zwei Tagungsbänden des Instituts für Zeitgeschichte in München deutlich. Während sich der Kolloquiumsband von 1988 noch als vorsichtiges Ertasten des Themenfeldes präsentierte, zeigte sich drei Jahre später ein Sammelband, der etliche Spezialstudien beinhaltete und den gesicherten Forschungsstand auf Basis neuer Quellen erweiterte.[25] Spätestens ab diesem Zeitpunkt ist die Gesundheitspolitik als eigenständiges Themenfeld in die Historiographie der

---

1933 bis 1945. Die Krankenmorde an Kindern und Erwachsenen am Beispiel der Landesheilanstalt Ueckermünde, Frankfurt a. M. 1994.

22 Weindling, Paul, Referat, in: Medizin im Nationalsozialismus. Kolloquiumsband, München 1988.

23 Zahlreiche Arbeiten gingen aus Arbeitsgruppen hervor, die sich für die Geschichte der eigenen Anstalt interessierte. Vgl. Leipert, Matthias/ Styrnal, Rudolf/ Schwarzer, Winfried, Verlegt nach unbekannt. Sterilisation und Euthanasie in Galkhausen 1933–1945, Köln u. a. 1987. Für die berufsethische Selbstreflexion stehen die Ringvorlesungen der medizinischen Fakultäten, die in den vergangen Jahren gedruckt wurden. Vgl. Pfeiffer, Jürgen (Hrsg.), Menschenverachtung und Opportunismus. Zur Medizin im Dritten Reich, Tübingen 1992; Vgl. Hohendorf, Gerrit/ Magull-Seltenreich, Achim (Hrsg.), Von der Heilkunde zur Massentötung. Medizin im Nationalsozialismus, Heidelberg 1990.

24 Vgl. Kater, Michael H., Die Gesundheitsführung des Deutschen Volkes, in: Medizinhistorisches Journal 18 (1983), S. 349–375.

25 Vgl. Medizin im Nationalsozialismus, a. a. O. und Frei, Norbert (Hrsg.), Medizin- und Gesundheitspolitik in der NS-Zeit, München 1991.

nationalsozialistischen Herrschaft integriert.[26] Ein weiterer nennenswerter Vertreter, der diesen Prozess beeinflusste war Hans- Walter Schmuhl mit seinem Werk „Rassenhygiene. Nationalsozialismus. Euthanasie"[27]. Schmuhl hat die schubweise Ausdehnung der „Euthanasie" auf neue Bevölkerungsgruppen als einen Prozess beschrieben, der durch das Ineinandergreifen von charismatischer Legitimation und polykratischem Konflikt zunehmend radikalisiert wurde. Seine Ausführungen hingegen, die die Wirkungsgeschichte der eugenischen Ideen beschrieb und in der These endete, dass die Verbindung rassenhygienischer Ideen mit dem politischen Durchsetzungswillen des Nationalsozialismus zwangsläufig im Massenmord gipfelte, wurden scharf kritisiert.[28]

Ebenfalls kam es zu gründlicheren Beschreibungen einzelner Anstalten wie beispielsweise den Karl-Bonhoeffer-Heilstätten in Berlin. Hier wurde erstmalig die Rolle des Krieges in den Mittelpunkt gestellt und die damit einhergehenden sich verschlechternden Lebensbedingungen untersucht. Neuartig war auch die präzise Beschreibung der Anwendung und Auswirkung des Hungers als Teil der Tötungsmethode in den hessischen Anstalten Hadamar und Eichberg.[29] Die Entwicklung der Sterblichkeit in den Anstalten blieb jedoch vor den Ereignissen von Zwangssterilisation und „Aktion T4" weiterhin wenig beachtet. Stattdessen wurde das Hauptaugenmerk auf die Zeit nach der „Aktion T4" gerichtet.

Dennoch lässt sich behaupten, dass sich das Desinteresse an der Erforschung der „Euthanasie" seit Mitte der achtziger Jahre verändert hat. Winfried Süß geht dabei sogar so weit zu behaupten, dass es neben der Judenvernichtung und der Geschichte des Widerstands gegen den Nationalsozialismus das am meisten erforschte Feld sei.[30] Neben den bereits erwähnten Werken wurde der Wandel vor allem dadurch begünstigt, dass sich die Forschung auch zunehmend der nationalsozialistischen Sozialpolitik widmete und dabei vor allem neben der

---

26 Vgl. Frei, Norbert, Der Führerstaat. Nationalsozialistische Herrschaft 1933–1945, München 1987, S. 142–148; Burleigh, Michael/ Wippermann, Wolfgang, The Racial State. Germany 1933–1945, Cambridge u.a. 1991, S. 136–167.
27 Schmuhl, Hans- Walter, Rassenhygiene, Nationalsozialismus, Euthanasie. Von der Verhütung zur Vernichtung „lebensunwerten Lebens" 1890–1945, Göttingen 1987.
28 Vgl. Schwartz, Michael, Rassenhygiene, Nationalsozialismus, Euthanasie? Kritische Anfragen an eine These Hans- Walter Schmuhls, in: Westfälische Forschungen 46 (1996), S. 604–622.
29 Vgl. Roer, Dorothee/ Henkel, Dieter (Hrsg.), Psychiatrie im Faschismus. Die Anstalt Hadamar 1933–1945, Frankfurt a. M. 1986.
30 Vgl. Süß, Winfried, Der „Volkskörper" im Krieg. Gesundheitspolitik, Gesundheitsverhältnisse und Krankenmord im nationalsozialistischen Deutschland 1933–1945, München 2003, S. 24.

loyalitätsstiftenden Wirkung die exkludierende Funktion dieser beleuchtete. Ebenso widmeten sich alltagsgeschichtliche Fragestellungen den Teilen der Bevölkerung, die von der nationalsozialistischen „Volksgemeinschaft" ausgeschlossen wurden. Neben den Juden als größte Opfergruppe gerieten so auch die anderen Opfer der nationalsozialistischen Sozial- und Gesundheitspolitik in das Blickfeld der Historiker. Zu nennen sind hier Sinti und Roma[31], als „Asoziale"[32] definierte Menschen, die nahezu 400 000 Zwangssterilisierten[33] und eben jene Euthanasieopfer. Die Forschungslandschaft umfasste fortan neben den Studien zur Ideengeschichte der Krankenmorde,[34] die Erforschung der Täter,[35] der Opfer,[36] und die Phasen der „Euthanasie".[37] Eine sehr umfangreiche Monographie zur „Aktion T4" lieferte Henry Friedländer und legte damit einen wichtigen Grundstein für die weitere wissenschaftliche Auseinandersetzung.[38] Auch die Rolle der Kirche zwischen passiver Duldung des Krankenmordes und öffentlichem Protest wurde in der Forschung berücksichtigt.[39]

Spätestens seit Beginn der 1990er Jahre zeichnet sich in der Forschung die Tendenz der Einbettung der „Euthanasie" in das Verständnis des NS-Staates ab.

---

31 Vgl. Zimmermann, Wolfgang, Verfolgt, vertrieben, vernichtet. Die nationalsozialistische Vernichtungspolitik gegen Sinti und Roma, Essen 1989.
32 Vgl. Ayaß, Wolfgang, „Asoziale" im Nationalsozialismus, Stuttgart 1995.
33 Vgl. Bock, Gisela, Zwangssterilisation im Nationalsozialismus. Studien zur Rassenpolitik und Frauenpolitik, Opladen 1986.
34 Vgl. Burleigh, Michael, Death and Deliverance. Euthanasia in Germany 1900–1945, Cambridge 1994. Eine geeignete Übersicht findet sich hier: Vgl. Schwartz, Michael, „Euthanasie"-Debatten in Deutschland (1895–1945), in: VfZ 46 (1998), S. 617–665.
35 Vgl. Klee, Ernst, Was sie taten – Was sie wurden, a. a. O. Einzelstudien zu Tätern beispielsweise: Vgl. Schmuhl, Hans-Walter, Philipp Bouhler – Ein Vorreiter des Massenmords, in: Smelser, Ronald/Syring, Enrico/Zitelmann, Rainer (Hrsg.), Die braune Elite, Darmstadt 1990, S. 39–50.
36 Vgl. Böhme, Klaus/Lohalm, Uwe (Hrsg.), Wege in den Tod. Hamburgs Anstalt Langenhorn und die Euthanasie in der Zeit des Nationalsozialismus, Hamburg 1993; Wunder, Michael u.a. (Hrsg.), Auf dieser schiefen Ebene gibt es kein Halten mehr. Die Alsterdorfer Anstalten im Nationalsozialismus, Hamburg 1988.
37 Zur Kindereuthanasie, Vgl. Roer, Dorothee, Lebens – unwert, Kinder und Jugendliche in der NS-Psychiatrie, in Beiträge zur NS-Gesundheits- und Sozialpolitik 13 (1997), S. 107–130.
38 Vgl. Friedlander, Henry, Der Weg zum NS-Genozid. Von der Euthanasie zur Endlösung, Berlin 1997.
39 Vgl. Burleigh, Michael, Between Enthusiasm, Compliance and Protest. The Churches, Eugenics and the Nazi „Euthanasia" Programme, in: Contemporary European History 3 (1994), S. 253–263.

So geschehen bei der Verbindung von Judenmord und Krankenvernichtung,[40] der Integration der „Euthanasie" in die Regionalgeschichte und der Beleuchtung des Krieges als „Kontext des Massenmordes"[41]. Während sich die Forschung zur NS-Medizin und dabei der „Euthanasie" im Besonderen in den letzten Jahren überwiegend mit der Vernichtung von „lebensunwertem Leben" im Altreich und der Ostmark beschäftigte, spielen die Krankenmorde in den besetzten Gebieten bis heute eine untergeordnete Rolle. Diese Tendenz setzte schon früh ein und spiegelte sich gerade in eigentlich unmittelbar zusammenhängenden Komplexen wider.[42] Bis dato liegt keine Überblicksdarstellung zu den Verbrechen an Geisteskranken, krankdeklarierten oder behinderten Menschen im besetzten Polen vor. Ähnlich verhält es sich mit Untersuchungen zur nationalsozialistischen „Euthanasie" in einem der von den Deutschen okkupierten polnischen Gebiete. Auch die polnischsprachige Literatur hat bis heute keine adäquate Aufarbeitung der Patiententötung gefunden. Neben einer recht allgemein gehaltenen und teilweise fehlerhaft recherchierten Sammelarbeit unter der Leitung des Mediziners Zdzisław Jaroszewski lassen sich in den Jahrzehnten nach der Besatzung nur vereinzelt Aufsätze zu einzelnen Anstalten finden.[43] Bezeichnenderweise befasst sich das einzige polnische Werk zur „Euthanasie", das umfassend recherchiert ist und die Vernichtung auch kontextualisiert, mit der Krankenvernichtung im nationalsozialistischen Deutschland und blendet dabei gänzlich die begangenen Verbrechen an den eigenen Staatsbürgern aus.[44] Dies liegt im Wesentlich daran, dass die polnische Forschung die Verbrechen an der eigenen Bevölkerung zugunsten der Überbetonung des polnischen Widerstands vernachlässigt. Ähnlich wie in der Auseinandersetzung mit der Judenvernichtung stehen hier eher die konspirativen Kämpfe gegen die Besatzungsmacht und die selbstauferlegte Märtyrer- und Opferrolle in der polnischen Historiographie im

---

40 Vgl. Aly, Götz, Endlösung. Völkerverschiebung und der Mord an den europäischen Juden, Frankfurt a. M. 1995; Vgl. Friedlander, Henry, Der Weg zum NS-Genozid, a. a. O.
41 Kaiser, Jochen-Christoph/ Nowak, Kurt/ Schwartz, Michael, Eugenik, Sterilisation. Politische Biologie, a. a. O., S. XXVI; Vgl. Süß, Winfried, Der „Volkskörper", a. a. O., S. 13.
42 So war es gerade die Forschung zur nationalsozialistischen Massentötung durch Giftgas die keinerlei Verbindungen zog zwischen Euthanasiemord und Judenmord. Vgl. Kogon, Eugen/ Langbein, Hermann/ Rückerl, Adalbert, u. a. (Hrsg.), Nationalsozialistische Massentötungen durch Giftgas, Frankfurt a. M. 1986.
43 Vgl. Jaroszewski, Zdzislaw (Hrsg.), Die Ermordung der Geisteskranken in Polen 1939–1945 / Zaglada chorych psychicznie w Polsce 1939–1945, Warschau 1993.
44 Vgl. Mikulski, Jan, Medycyna hitlerowksa w sluzbie III Rzeszy (Die nationalsozialistische Medizin im Dienste des Dritten Reiches), Warszawa 1981.

Vordergrund.[45] Obgleich bereits im Jahr 1974 in der Abhandlung von Staatsanwalt Marian Olszewski auf die Vergasungen von psychisch Kranken im Posener Fort VII[46] aufmerksam gemacht wurde, ignorierte die polnische Geschichtswissenschaft diesen Umstand vollends.[47] Zur aktuelleren polnischen Forschung gehört ein Artikel von Agata Gut, der jedoch lediglich das Beweismaterial der Posener *Bezirkskommission zur Untersuchung der nationalsozialistischen Verbrechen gegen das polnische Volk* unkritisch reflektiert und keine eigenen Schlussfolgerungen zieht.[48] Einen erstmaligen Wendepunkt in der polnischen Forschung scheint Artur Hojan zu beschreiben, der in Kooperation mit dem britischen Historiker Cameron Munro über das SS-Sonderkommando Lange forscht. Das SS-Kommando war nicht nur für die Abholung der Psychiatriepatienten und die Durchführung der ersten mobilen Vergasungen verantwortlich, sondern nutzte auch die gewonnenen Erfahrungen für spätere Vergasungen in Chełmno. Zugleich versucht Hojan die Tötung von Psychiatriepatienten als Unterfangen zu charakterisieren, dass auch vom polnischen Personal akzeptiert und getragen wurde.[49]

Neben den beiläufigen Erwähnungen in Klees Standardwerk ist die Dissertation des Historikers Volker Rieß aus dem Jahr 1993 für das Verständnis der

---

45 In den achtziger Jahren wird im Zusammenhang von Vernichtung in der polnischen Geschichtswissenschaft meist die Ermordung der polnischen Eliten betont. Die einzige Monographie, die auf den Mord an Geisteskranken verwies, kam vom britischen Historiker Norman Davies im Jahr 1984. Vgl. Davies, Norman, Im Herzen Europas, Geschichte Polens, dritte erw. Auflage, München 2002, S. 64–65.
46 Das Fort VII war Teil einer Befestigungsanlage, die unter preußischer Herrschaft im 19. Jahrhundert errichtet wurde. Ab dem 10. Oktober 1939 diente sie der deutschen Okkupationsmacht als Konzentrations-, Gefangen- und Vernichtungsstätte. Zum aktuellen Forschungsstand hinsichtlich der nationalsozialistischen Tötung durch Giftgas: Vgl. Ley, Astrid, Massentötung durch Kohlenmonoxid. Die „Erfindung" einer Mordmethode, die „Probevergasung" und der Krankenmord in Brandenburg/Havel, in: Morsch, Günter/ Perz, Bertrand (Hrsg.), Neue Studien zu nationalsozialistischen Massentötungen durch Giftgas. Historische Bedeutung, technische Entwicklung, revisionistische Leugnung, zweite Auflage, Berlin 2012.
47 Vgl. Olszewski, Marian, Fort VII w Poznaniu (Das Fort VII in Posen), Poznań 1974.
48 Vgl. Gut, Agata, Eutanazja – ukryte ludobójstwo pacjentów szpitali psychiatrycznych w Kraju Warty i na Pomorzu w latach 1939 – 1945 (Euthanasie – Getarnter Völkermord an den Patienten der psychiatrischen Anstalten im Wartheland und Pommern 1939–1945), Poznan 2004. Abgerufen am 09.03.2013 (http://ipn.gov.pl/aktualnosci/2006/centrala/eutanazja-ukryte-ludobojstwo-pacjentow-szpitali-psychiatrycznych-w-kraju-warty).
49 Vgl. Hojan, Artur/ Munro, Cameron, Zagłada chorych psychicznie. Pamięć i historia (Die Vernichtung der Geisteskranken. Erinnerung und Geschichte), Warszawa 2012.

Vernichtung „lebensunwerten Lebens" im Reichsgau Wartheland unerlässlich.[50] Sie beschäftigt sich erstmalig mit den Anfängen der nationalsozialistischen Krankenmorde in den Reichsgauen Danzig-Westpreußen und Wartheland. Der Fokus liegt vor allem auf der facettenreichen Darstellung der durchgeführten Mordaktionen durch das Sonderkommando Lange sowie der technischen Entwicklung der neuen Tötungsmethode Vergasung. Obgleich Rieß Werk sich auf einen breiten Quellenbestand stützt und unbekanntes Terrain erkundet, gelingt es auch ihm nicht einen chronologischen Gesamtüberblick über die Patiententötungen innerhalb einer Region anzubieten. Vielmehr begnügt er sich mit den Quellen aus deutschen Archiven und blendet die polnischen vollends aus. Auf einen wesentlich breiteren Quellenbestand hingegen stützt sich einige Jahre später Michael Alberti mit seiner Untersuchung zur Vernichtung der Juden im Reichsgau Wartheland.[51] Zwar befasst er sich nur ausschnitthaft mit den Krankenmorden im Wartheland, sein wesentlicher Verdienst liegt jedoch in der Charakterisierung des Warthelandes als ‚Mustergau'. Albertis Annahme, dass das Wartheland Experimentierfeld der praktischen Umsetzung nationalsozialistischer Ideologie war, lässt sich nicht nur, wie von ihm vorgenommen, auf die Verfolgung und Vernichtung der Juden übertragen, sondern gleichsam auch auf die Beginne der Vernichtung von Psychiatrieinsassen. Wichtige Erkenntnisse über die Psychiatrien im neugebildeten Wartheland sind auch auszugshaft bei Heinz Faulstichs Analyse über das Hungersterben in deutschen Anstalten vorhanden.[52]

Hinsichtlich der Forschungslage in den letzten zehn Jahren zeigt sich deutlich, dass der Personenkreis bei dem Thema recht begrenzt ist. So finden sich für die letzten Jahre lediglich vereinzelte Aufsätze, die sich näher mit dem Krankenmord im besetzten Polen beschäftigen. Zum einen sind das die Vorarbeiten Albertis zu seiner Dissertation, sowie die Ergänzungen durch neugewonnene Erkenntnisse durch Rieß. Beide Aufsätze erschienen 2004 im Sammelband von Bogdan Musial und Klaus Michael Mallmann „Genesis des Genozids", welcher sich dem Ansatz widmete, dass der Vernichtungskrieg in Polen begann und nicht erst mit dem Überfall auf die Sowjetunion.[53] Ein dritter wichtiger Beitrag war

---

50 Vgl. Rieß, Volker, Die Anfänge der Vernichtung „lebensunwerten Lebens" in den Reichsgauen Danzig-Westpreußen und Wartheland 1939/40, Frankfurt a. M. 1995.
51 Vgl. Alberti, Michael, Die Verfolgung und Vernichtung der Juden im Reichsgau Wartheland 1939–1945, Wiesbaden 2006.
52 Vgl. Faulstich, Heinz, Hungersterben, a. a. O.
53 Vgl. Alberti, Michael, Exerzierplatz des Nationalsozialismus. Der Reichsgau Wartheland 1939–1942, in: Mallmann, Klaus- Michael/ Musial, Bogdan (Hrsg.), Genesis des Genozids. Polen 1939–1941, Darmstadt 2004, 111–126. Und Vgl. Rieß, Volker,

die gemeinsame Publikation verschiedener Teilnehmer eines Projektes der Deutschen Forschungsgemeinschaft (DFG) im Jahr 2008. Obwohl sich dieser nicht mit dem Reichsgau Wartheland befasste, beleuchtete er mit der Untersuchung des Krankenmordes in der Provinz Ostpreußen ähnliche Prozesse und den Aktionsraum des Sonderkommandos Lange.[54] Neue Hinweise auf die Rolle der Gesundheitsämter im Reichsgau Wartheland lassen sich ebenfalls bei der Untersuchung „Gesundheit und Staat" finden. Zwar beschreibt die Untersuchung bezüglich des Warthelands eher die Rolle der Gesundheitsämter als Exekutive der „Volkstumspolitik" und somit das rassistische Vorgehen gegen die polnische Bevölkerung, gleichzeitig liefen die Stränge jedoch auf Reichsgauebene zusammen und dominierten auch die Politik gegenüber den Anstaltsinsassen.[55] Zu den aktuelleren Untersuchungen gehört zudem die Magisterarbeit von Karolina Nowak aus dem Jahr 2009. Ähnlich wie bei Rieß stehen vor allem die verschiedenen Anstalten des Reichsgaus im Mittelpunkt und deren „Räumung" durch das Sonderkommando Lange.[56] Besonders hervorzuheben ist die erstmalige Verwendung polnischen Archivmaterials für den Tatkomplex der Euthanasie im deutschsprachigen Raum. Die Ausführungen hinsichtlich der dezentralisierten Tötungen verschwimmen jedoch aufgrund der Vielzahl der beschriebenen Anstalten. Weitere wichtige Erkenntnisse über die Geschehnisse in Tiegenhof liefern zwei Aufsätze von Maria Fiebrandt, die im Zuge des DFG-Forschungsprojektes zur NS-Umsiedlungs- und Erbgesundheitspolitik entstanden sind und ein Schlaglicht auf die Rolle der umgesiedelten Baltendeutschen in Tiegenhof werfen.[57]

Zentrale und dezentrale Radikalisierung. Die Tötungen „unwerten Lebens" in den annektierten west- und nordpolnischen Gebieten 1939–1941, in: Mallmann, Klaus-Michael/ Musial, Bogdan (Hrsg.), Genesis des Genozids, a. a. O., S. 127–144.
54 Vgl. Topp, Sascha/ u.a., Die Provinz Ostpreußen und die nationalsozialistische „Euthanasie". SS-Aktion Lange und „Aktion T4", in: Medizinhistorisches Journal, Nr. 43, Stuttgart 2008, S. 20–55.
55 Vgl. Vossen, Johannes, Der öffentliche Gesundheitsdienst im „Reichsgau Wartheland" und die Durchführung der nationalsozialistischen „Volkstumspolitik" 1939–1945, in: Hüntelmann, Axel C./ Vossen, Johannes/ Czech, Herwig (Hrsg.), Gesundheit und Staat. Studien zur Geschichte der Gesundheitsämter in Deutschland 1870–1950, Husum 2006, S. 237–254.
56 Vgl. Nowak, Karolina, Die Vernichtung „lebensunwerten Lebens" im Reichsgau Wartheland 1939–1945 (Magisterarbeit an der Albert-Ludwigs-Universität Freiburg i. Br. 2009.).
57 Vgl. Fiebrandt, Maria, Volks- und Reichsdeutsche in den Heilanstalten Warta und Tiegenhof (Warthegau) 1939–1945, in: Arbeitskreis zur Erforschung der nationalsozialistischen „Euthanasie" und Zwangssterilisation (Hrsg.), NS-Euthanasie in der „Ostmark", Berlin 2012, S. 219–238.; Vgl. Fiebrandt, Maria, NS-Bevölkerungspolitik

Die Veröffentlichungen wissenschaftlicher Abhandlungen, die sich in verschiedenen Bereichen mit dem Tatkomplex der „Euthanasie" beschäftigen, sprechen deutlich für existierende Forschungslücken und das nach wie vor bestehende Interesse. Gerade der hohe Grad an Interdisziplinarität in diesem Bereich und die Öffnung der ostdeutschen und osteuropäischen Archive im Zuge des Niedergangs der Sowjetunion führten und führen stets zu neuen Forschungsfragen. Erwähnenswert ist in diesem Zusammenhang das in den Jahren 2002 bis 2006 unter der Leitung des Psychiaters Gerrit Hohendorf gelaufene DFG- Forschungsprojekt zur Erschließung des Aktenbestandes R179.[58] Die Sichtung und Systematisierung des Quellenbestandes in den polnischen Archiven hängt hier noch nach und offenbart somit eine Aufgabe für zukünftige Untersuchungen. Das Fehlen einer umfassenden Darstellung der Krankenmorde im Reichsgau Wartheland in der Zeit der nationalsozialistischen Besatzung sowie der Mangel an lokalen Studien einzelner Tötungsanstalten – wie beispielsweise der psychiatrischen Anstalt Tiegenhof – deuten bereits auf mögliche Schwerpunktsetzungen angehender Forschungen hin. Das Ziel der vorliegenden Arbeit ist es daher, ein größeres Schlaglicht auf die Heil- und Pflegeanstalt Tiegenhof zu werfen, um den Krankenmord im besetzten Polen ebenfalls zum Gegenstand der Erforschung der nationalsozialistischen Verbrechen zu machen.

1.3 Quellengrundlage

Aufgrund der mangelnden zeitgenössischen Überlieferung von Zeugnissen stützt sich diese Arbeit auf Unterlagen der Strafverfahren gegen Angestellte der Anstalt Tiegenhof oder mit der Anstalt in Verbindung stehende Personen

---

und Psychiatrie. Die Umfunktionierung der Heilanstalt Tiegenhof/Dziekanka zu einer „Vorbildlichen Heilanstalt für Deutsche" während der Deutschen Besatzungszeit 1939–1945, in: Poznańskie Towarzystwo Przyjaciół Nauk (Hrsg.), Medycyna na usługach systemu eksterminacji ludności w Trzeciej Rzeszy i na terenach okupowanej Polski, Poznan/ Gniezno 2011, S. 205-216.

58 Anfang der 1990er Jahre wurde der Aktenbestand R179 im Zentralarchiv des Ministeriums für Staatssicherheit entdeckt. Er umfasst ca. 30 000 Krankenakten der in der „Aktion T4" ermordeten Patienten. Die Auswertung des Aktenbestandes ermöglichte einen Fokus auf die Opfer und die Auswahlkriterien für die Vernichtung durch die Täter. Vgl. Fuchs, Petra u.a. (Hrsg.), „Das Vergessen der Vernichtung ist Teil der Vernichtung selbst". Lebensgeschichten von Opfern der nationalsozialistischen „Euthanasie", Göttingen 2007. In erweiterter Form Rotzoll, Maike u.a. (Hrsg.), Die nationalsozialistische „Euthanasie"-Aktion „T4" und ihre Opfer. Geschichte und ethische Konsequenzen für die Gegenwart, Paderborn 2010.

als Quellengrundlage. Entscheidend hierfür sind nicht die daraus resultierten Urteile, sondern die jeweiligen Ermittlungsergebnisse, Zeugenbefragungen, staatsanwaltschaftlichen Sachstandsvermerke und Prozessakten der jeweiligen Verfahren. Innerhalb der Überlieferung bundesdeutscher Verfahrensakten der NS-Verbrechen nehmen die Unterlagen der Zentralen Stelle der Landesjustizverwaltung zur Aufklärung nationalsozialistischer Verbrechen in Ludwigsburg (ZSL) eine herausgehobene Stellung ein. Die im Jahr 1958 in Folge einer Krise des Justizsystems der Bundesrepublik gegründete Zentrale Stelle erhielt den Auftrag, nationalsozialistische Gewaltverbrechen systematisch nach Ort und Zeit aufzuklären, um die strafrechtlich noch verfolgbaren Tatbeteiligten zu ermitteln.[59] Auf die Vorermittlungen der ZSL bauen seitdem nahezu alle staatsanwaltschaftlichen Ermittlungen gegen NS-Verbrecher auf. Im Verlauf der letzten halben Dekade ist daraus ein Umfang von 70.000 Aktenbänden entstanden, die mitunter auch den Tatkomplex der „Euthanasie" im Reichsgau Wartheland umfassen. Der Teil, der nicht mehr der aktuellen Strafverfolgung dient, wird durch das Bundesarchiv gesichert und für wissenschaftliche Zwecke zugänig gemacht. Die in der vorliegenden Arbeit verwendeten Akten sind daher nahezu ausnahmslos mit der jeweiligen Signatur B162 geführt. Zur Komplementierung von Lebensläufen und Werdegängen verschiedener Täter wurde zudem auf einzelne Akten des Bundesarchiv Berlins zurückgegriffen.

Der Rückgriff auf Quellen von Strafermittlungsbehörden für die Untersuchung eines Forschungsthemas birgt zugleich etliche Risiken. Gerade bei der Überprüfung, der Gewinnung und der Qualitätssicherung des juristischen Materials wird eine Quellenkritik unabdingbar. Vor diesem Hintergrund sind es nicht nur die Aussagen, die die historische Faktizität unterlegen sollen, sondern auch der kritische Blick auf die Entstehungsumstände, sowie den räumlichen, zeitlichen und situativen Kontext.[60] So gehört beispielsweise zum situativen Umfeld:

„neben den Spezifika der Vernehmungssituation (Frage-Antwort-Situation, Beteiligte, sonstige Anwesende/Publikum, psychische Belastung) auch deren genaue Verortung im

---

59 Vgl. Kunz, Andreas, Die Unterlagen der Zentralen Stelle der Landesjustizverwaltung zur Aufklärung nationalsozialistischer Verbrechen. Bestandsbeschreibung und Forschungsmöglichkeiten, in: Finger, Jürgen/ Keller, Sven/ Wirsching, Andreas (Hrsg.), Vom Recht zur Geschichte. Akten aus NS-Prozessen als Quellen der Zeitgeschichte, Göttingen 2009, S. 225.

60 Eine kritische Auseinandersetzung mit den NS-Akten in Form einer Richtschnur bieten Jürgen Finger und Sven Keller an. Vgl. Finger, Jürgen/ Keller, Sven, Täter und Opfer – Gedanken zu Quellenkritik und Aussagekontext, in: Finger, Jürgen, u.a., Vom Recht zur Geschichte, a. a. O., S. 114–131.

Verfahrensablauf. Je nachdem, ob es sich um eine polizeiliche, staatsanwaltschaftliche oder richterliche Vernehmung im Ermittlungsverfahren oder um eine Aussage vor Gericht handelte, ob der Aussagende als Zeuge, Tatverdächtiger, Beschuldigter oder Angeklagter agierte, konnte sich die Aussagebereitschaft und Erinnerungsunwilligkeit v.a. der Täter und ihrer Kameraden deutlich verändern."[61]

Das hat zur Folge, dass einer Straftat Verdächtige ihre eigene Beteiligung herunterspielen, wenn nicht sogar die Vorgänge selbst bagatellisieren. In diesem Zusammenhang tritt auch die zeitliche Verzögerung und späte strafrechtliche Verfolgung als entlastende Funktion zutage. Da die meisten Ermittlungen erst 20 bis 30 Jahre nach der eigentlichen Tat aufgenommen wurden, kommt es oft nur zu selektiven Erinnerungen, die bestärkt wurden durch das Gefühl, nach dem Krieg in eine „Normalität" übergegangen zu sein, die durch die zu tätigende Aussage gefährdet schien. Die Ermittlungen der polnischen Strafverfolgungsbehörden waren hier konsequenter, da die wesentlichen Kriegsverbrecherprozesse bereits zwischen 1945 und 1947 stattfanden.[62] Neben der kritischen Würdigung des Aussagegehalts der jeweiligen Zeugen tritt zugleich auch die Problematik des Wortlautes in den Mittelpunkt. Nach bundesrepublikanischer Strafprozessordnung wurden Zeugenvernehmungen eben nicht im Wortlaut protokolliert, obgleich einige Akten mittels Frage-Antwort-Wechsel das suggerieren. Vielmehr wurden Fragen und Antworten durch einen Ermittlungsbeamten, einen Richter, einen Verteidiger oder eines Staatsanwaltes bereits produziert, strukturiert und in juristisch eindeutige Begriffe transferiert.[63] Insofern unterscheiden sich Untersuchungsprotokolle wesentlich von Tagebüchern oder Memoiren, wird doch bei den juristischen Akten überwiegend die Sprache der Strafverfolgungsbehörden benutzt und nicht das eigentlich gesprochene Wort. Demzufolge hängt auch der Wert der Quelle davon ab, inwiefern der ermittelnde Beamte mehr oder minder gründlich, informiert und engagiert vorgegangen ist. Da die Befragungen die einzelnen Sachverhalte individualisiert und lediglich auf eine bestimmte Straftat reduziert, gehen wesentliche Nebensächlichkeiten verloren. So ist es im Unterschied zum Gericht sehr wohl relevant, dass der Zeuge auch Informationen besitzt, die auf Hörensagen beruhen, da sich hieraus etliche weitere Fragen ergeben. Die Informationen die in einem solchen Falle genannt werden, sind für

---

61 Ebd. S. 115f.
62 Vgl. Pohl, Dieter, Sowjetische und polnische Strafverfahren wegen NS-Verbrechen – Quellen für den Historiker?, in: Finger, Jürgen, u.a., Vom Recht zur Geschichte, a. a. O., S. 134.
63 Die abschließenden Protokollsätze „gelesen, genehmigt und unterschrieben" weisen auf diesen Umstand hin.

die historische Analyse zu überprüfen. Im Mittelpunkt steht dabei die Auflösung von Widersprüchen, wobei es nicht relevant ist, ob die Zeugen die jeweiligen Tathintergründe nicht kannten, falsch bewerteten oder sich aber in der zeitlichen Einordnung irrten.[64] Um dies zu überprüfen, ist es nicht nur wichtig „möglichst viele den gleichen Gegenstand betreffende Zeugnisse auszuwerten"[65], sondern auch die einschlägige Fachliteratur auf Richtigkeit der Daten zu überprüfen.

Neben der erwähnten Problematik des Quellenbestandes ergeben sich aber auch etliche Vorzüge. So sind es gerade die fehlenden Schriftstücke in Form von Anweisungen und Korrespondenzen, die die Tragweite der nationalsozialistischen Massenvernichtung auszeichnen. Trotz unterschiedlicher Forschungsansätze ist die fehlende Anweisung zur Vernichtung der Juden das prominenteste Beispiel an dieser Stelle. Sicherlich sind Geheimhaltung und unbürokratisches Durchregieren wesentliche Gründe für den Rückgriff auf Telefonate und Besprechungen statt des eigentlich üblichen Schriftverkehrs. Zugleich förderten sie einen hohen Grad der Improvisation, die sich vor allem bei den durchgeführten Vernichtungsaktionen zeigte und sowohl in den Führungsebenen als auch bei der Verwaltung vorherrschte.[66] So ist gerade der mündlich erlassene Befehl zur „Euthanasie" erst nach einigen Monaten zur bekannten schriftlichen Ermächtigung geworden. Ähnliches lässt sich auch bei dem sogenannten „Euthanasie"-Stopp am 21. August 1941 konstatieren. Auch dieser erfolgte letztlich auf mündlichen Befehl Hitlers.[67] Gerade hier bieten die Unterlagen aus den Strafverfahren eine wesentliche Quelle, die trotz aller Kritik in der historischen Forschung einen entscheidenden Stellenwert hat. Ungeachtet der Lückenhaftigkeit und der beschriebenen Sonderheiten des Materials lassen sich dennoch Erkenntnisse gewinnen, die eine Rekonstruktion ermöglichen, Annahmen bestärken und bereits existierende Darstellungen erweitern. In diesem Sinne scheint ein wesentlicher Mehrwert gegeben bei der Auseinandersetzung mit juristischen Quellen im Allgemeinen als auch deren Verwendung zur Rekonstruktion der Geschehnisse in Tiegenhof im Besonderen.

---

64 Vgl. Finger, Jürgen/ Keller, Sven, Täter und Opfer, a. a. O., S. 119.
65 Vgl. Rieß, Volker, Die Anfänge, a. a. O., S. 17.
66 Vgl. ebd., S. 18.
67 Vgl. Klee, Ernst, „Euthanasie", a. a. O., S. 263.

2. „lebensunwertes Leben" – Die Entstehung eines Diskurses und dessen praktische Umsetzung

Es ist entscheidend einen Blick auf die ideologischen Grundlagen der späteren nationalsozialistischen Vernichtungsaktionen gegen psychisch, körperlich und geistig kranke oder als krank deklarierte Menschen zu werfen. Schließlich entstand die mörderische Umsetzung der „Euthanasie" nicht von einem Tag auf den anderen, sondern war Bestandteil einer Gesellschaft, die sich bereits seit Jahrzehnten mit der „Problematik" angeblich „minderwertiger" Gesellschaftsmitglieder auseinandersetzte.[68]

Wesentlicher Dreh- und Angelpunkt ist das im 19. Jahrhundert aufkommende Interesse an Naturwissenschaften und die zunehmende Verknüpfung von biologischen Phänomenen und Gesetzmäßigkeiten mit den neuen gesellschaftlichen Lebensbedingungen, wie Industrialisierung, Urbanisierung, Pauperisierung und Verwissenschaftlichung. Während bis dato die Glaubensgewissheit von der Gottesebenbildlichkeit des Menschen und das sakrosankte Recht auf Leben vorherrschte, änderte sich mit dem Triumphzug der rationalistischen Aufklärung und der positivistischen Naturwissenschaften das etablierte Menschenbild. Zugleich relativierte die Tendenz einer vorrangig biologischen Betrachtung des Menschen die einstige Sonderstellung und subsumierte ihn unter die Zwangsläufigkeit naturwissenschaftlicher Beobachtungen.[69] Seit etwa der Mitte des 19. Jahrhunderts waren es insbesondere Mediziner, Naturforscher und Anthropologen, die die Ungleichheit des Menschen propagierten. Sie alle fanden mehr oder minder ihre Antworten in „Theorien wie der des Malthusianismus, des Lamarckismus, der Deszendenztheorie, ihrer Adaption auf die Bedingungen des sozialen Lebens sowie der

---

68 Vgl. Steinbach, Peter/ Tuchel, Johannes, Die Ermordung Kranker – Von der Sterilisation zur Mordaktion, in: Tuchel, Johannes (Hrsg.), „Kein Recht auf Leben". Beiträge und Dokumente zur Entrechtung und Vernichtung „lebensunwerten Lebens" im Nationalsozialismus, Berlin 1984, S. 16ff.
69 Vgl. Henke, Klaus-Dietmar, Einleitung: Wissenschaftliche Entmenschlichung und politische Massentötung, in: Ders. (Hrsg.), Tödliche Medizin im Nationalsozialismus. Von der Rassenhygiene zum Massenmord (=Schriften des Deutschen Hygiene Museums Dresden, Band 7), Köln [u.a.] 2008, S. 11.

Rassenlehre in gesellschaftspolitischer Perspektive."[70] Ein wesentliches Leitmotiv war dabei der utopische Wunsch nach Vervollkommnung einer Art, oder aber, wie Habermas es kritisch benennt „einem unspezifischen Streben nach Höherentwicklung"[71] und somit bereits einem immanenten Züchtungsgedanken. Als 1859 Charles Darwins Werk *On the Origins of Species*[72] erschien, wurde der Siegeszug der Selektions- und Evolutionstheorie eingeleitet und bildete die spätere argumentative Grundlage pseudowissenschaftlicher Auseinandersetzungen im Umgang mit angeblich „minderwertigen" Gruppen.[73] Bedeutend hierfür war gerade die Tatsache, dass das Darwinsche Model scheinbar zwei wesentliche Schlussfolgerungen zuließ. Zum einen, dass es evolutionär gesehen eine konstante Höherentwicklung der menschlichen Art gäbe und zum anderen, dass die gegenwärtige Zivilisation, mit der modernen Medizin und den ethischen Standards, der natürlichen Evolution entgegenwirke und so den fortschrittsbringenden ‚Struggle for Life' verhindere. Darwin selbst hatte dies jedoch in seinem Werk nie behauptet.[74] Der Transfer der pflanzlichen und tierischen Beobachtungen hin zu einer sozialwissenschaftlichen Theorie findet seinen prominentesten Vertreter in dem Arzt und Zoologen Ernst Haeckel. Haeckel vertrat spätestens mit seinem Werk *Generelle Morphologie* (1866) einen Biologismus, der eine Übertragung biologischer Gesetzmäßigkeiten auf die Entwicklungen und die Existenzbedingungen von Gesellschaften forcierte. Staat und Gesellschaft werden dabei in Analogie zum Organismus gesetzt.[75] Haeckel zufolge sei es auch in der Menschheitsgeschichte zu einer natürlichen Auslese gekommen. Die Grundideen des Sozialdarwinismus lassen sich daher wie folgt zusammenfassen: Alle Menschen sind qua natura ungleich und es kommt zum Kampf ums Dasein, bei dem die Tauglichsten überleben. Besonders bezeichnend ist jedoch, dass das Prinzip von ‚Survival of the Fittest' nicht

---

70 Eckart, Wolfgang Uwe, Medizin in der NS-Diktatur. Ideologie, Praxis, Folgen, Wien [u.a.] 2012, S. 21.
71 Habermas, Jürgen, Die Zukunft der menschlichen Natur. Auf dem Weg zu einer liberalen Eugenik?, Frankfurt a. M. 2005, S. 11.
72 Die deutsche Erstausgabe erfolgte im Jahr 1860. Vgl. Darwin, Charles, hrsg. von Paul Wrede, Die Entstehung der Arten durch natürliche Zuchtwahl, Weinheim 2013.
73 Siehe zum Begriff der Pseudowissenschaft insbesondere Veronika Lipphardts Beitrag. Vgl. Lipphardt, Veronika, Das „schwarze" Schaf der Biowissenschaften. Marginalisierungen und Rehabilitierungen der Rassenbiologie im 20. Jahrhundert, in: Rupnow, Dirk u.a. (Hrsg.), Pseudowissenschaft. Konzeptionen von Nichtwissenschaftlichkeit in der Wissenschaftsgeschichte, Frankfurt a. M. 2008, S. 223–250.
74 Vgl. Henke, Klaus-Dietmar, Einleitung, a. a. O., S. 12.
75 Vgl. Eckart, Wolfgang Uwe, Medizin in der NS-Diktatur, a. a. O., S. 24.

mehr individuell geschah, sondern zwischen Kollektiven: Klassen, gesellschaftlichen Gruppierungen, Völkern, „Rassen". Baader ist daher zuzustimmen, dass das Primat vom Kampf ums Dasein zum „alles beherrschenden Prinzip des Sozialdarwinismus"[76] wurde.

Aus diesem Diskussionsklima heraus entwickelte sich in den 1890er Jahren in allen industrialisierten Staaten die Eugenik. Der Begriff Eugenik, von dem britischen Naturforscher Francis Galton geprägt, war „die Wissenschaft von der Aufwertung der menschlichen Rasse durch verbesserte Fortpflanzung."[77] Im Kernbereich forcierte die Eugenik also die Vision einer Menschenzüchtung im Sinne der Erschaffung biologischer Eliten. Dabei sollte die positive Eugenik den Genpool der Bevölkerung durch Fördermaßnahmen verbessern und die negative Eugenik der Verschlechterung der Erbanlagen vorbeugen. Während in den USA die Eugenik teilweise als Biopolitik in die Tat umgesetzt wurde,[78] führte Alfred Ploetz im deutschsprachigen Raum den Begriff der Rassenhygiene ein. Das Ziel der Rassenhygiene nach Ploetz war die „Erhaltung und Fortpflanzung der biologischen Rasse unter den günstigsten Bedingungen"[79], wobei die quantitative Rassenhygiene die Mehrung, die qualitative Rassenhygiene die Verbesserung des Volksbestandes beinhaltete. Positive und negative Rassenhygiene sollten dabei auf die Methoden der „Auslese" bzw. der „Ausmerze" zurückgreifen. Während bereits dem Begriff der Eugenik ein Denkhorizont inhärent war, der eine Höherentwicklung der menschlichen Art unter dem Ausschluss jener Menschen vorsah, die nicht in das positive Schema passten, war es die Rassenhygiene, die die Eugenik zur Grundlage machte und aus ihr praktischen Handlungsbedarf ableitete. Es wäre daher verschleiernd Rassenhygiene als eine Art Wissenschaft zu bezeichnen. Vielmehr handelte es sich hierbei um eine Bewegung, die von der Zeit der Jahrhundertwende bis zum Vorabend des Ersten Weltkrieges antrat, sich institutionell und ideologisch verankerte und bestrebt war, die biologischen Eigenschaften des deutschen Volkes zu heben

---

76 Baader, Gerhard, Psychiatrie und Vernichtungsstrategien in der NS-Ideologie, in: Jockusch, Ulrich/ Scholz, Lothar (Hrsg.), Verwaltetes Morden im Nationalsozialismus. Verstrickung – Verdrängung – Verantwortung von Psychiatrie und Justiz, Regensburg 1992, S. 19.
77 So der amerikanische Eugeniker Charles B. Davenport. Zit. nach: Friedlander, Henry, Der Weg, a. a. O., S. 32.
78 So zum Beispiel die Praxis der Sterilisation von Gewohnheitstrinkern. Andere Beispiele siehe Allen, Garland, The Ideology of Elimination. American and German Eugenics. 1900–1945, in: Nicosia, Francis R./ Huener, Jonathan (Hrsg.), Medicine and Medical Ethics in Nazi Germany, New York 2002, S. 19f.
79 Zitiert nach: Eckart, Wolfgang Uwe, Medizin in der NS-Diktatur, a. a. O., S. 26.

oder aber mindestens zu verteidigen. Gerade das Bestreben nach ‚Verteidigung des deutschen Erbgutes' offenbarte die Anknüpfungspunkte zu den rassistischen Ideen. Obgleich Henke in seiner Einführung auf eine Unterscheidung zwischen Rassenhygienikern und Rasseideologen abzielt,[80] existierte diese Trennungslinie faktisch nicht. Auch Rassehygieniker umfassten mit den Begriffen guter und schlechter Erbmasse oft die Vorstellungen von angeblich höherwertigen und niederwertigen Rassen.[81] Dabei war Rassenhygiene kein rein nationalistisches oder rechtes Gedankengut, es ließ sich vielmehr mit vielen weltanschaulichen Positionen verbinden.[82] Bereits um die Jahrhundertwende gab es daher einen starken eugenischen Diskurs und erste Formen der Institutionalisierung, wie die 1905 von Alfred Ploetz gegründete *Gesellschaft für Rassenhygiene*.

Den ausgrenzenden Charakter der Rassenhygiene postulierte vor allem der Arzt Wilhelm Schallmayer. Schallmayer zeigte bereits 1891 mit seinem Buch *Über die körperliche drohende Entartung der Kulturmenschheit* welch Geistes Kind die Rassenhygiene war.[83] Trotz des sich wissenschaftlich gerierenden Textes war das Werk letztlich purer Sozialdarwinismus. Der Entartung, auch genannt die „absehbare erbliche Degeneration", müsse durch Rassedienste – ein Begriff den Schallmayer synonym für Rassehygiene nutzte, entgegengewirkt werden. Im Gegensatz zu Ploetz versuchte sich Schallmayer von dessen wissenschaftlicher Ambivalenz zum Rassenbegriff zu unterscheiden. Begriffe wie Rassedienst, Rassehygiene oder gar Nationalbiologie zielten eher darauf ab, eine bestimmte Population – im Sinne von Staatsvolk – vor einer angeblichen Degeneration zu bewahren.[84] Das hat jedoch nicht zur Folge, dass sein Rassismus als moderat

---

80 Vgl. Henke, Klaus-Dietmar, Einleitung, a. a. O., S. 14.
81 Der rassistische Grundtenor zeigte sich allein im kolonialen Kontext in Deutsch-Südwestafrika. Vgl. Eckart, Wolfgang Uwe, Medizin und Kolonialimperialismus. Deutschland 1884–1946, Paderborn 1997, S. 270ff. Aber auch der von Ploetz 1907 gegründete „Nordische Ring" zeigt die enge Verbindung zwischen Rassenhygiene und Rasseideologen. Vgl. Becker, Peter Emil, Sozialdarwinismus, Rassismus, Antisemitismus und Völkischer Gedanke. Wege ins Dritte Reich Teil II, Stuttgart 1990, S. 293.
82 Vgl. Puschner, Uwe, Die völkische Bewegung im wilhelminischen Kaiserreich. Sprache – Rasse – Religion, Darmstadt 2001, S. 119f; In sozialistischen Kreisen: Schwartz, Michael, Sozialistische Eugenik, Eugenische Sozialtechnologien in Debatten und Politik der deutschen Sozialdemokratie 1890–1933, Bonn 1995.
83 Vgl. Baader, Gerhard, Zur Ideologie des Sozialdarwinismus, in: Baader, Gerhard/Schultz, Ulrich (Hrsg.), Medizin und Nationalsozialismus. Tabuisierte Vergangenheit – Ungebrochene Tradition?, 2. erw. Aufl., Berlin 1983, S. 44.
84 Vgl. Schallmayer, Wilhelem, Vererbung und Auslese im Lebenslauf der Völker, Jena 1903, S. 79f.

im Vergleich zu seinen eugenischen Gefolgsleuten zu bewerten sei.[85] Auch er ging von einer Ungleichheit der geistigen Begabung der Menschenrassen aus, die eben jenes Leitparadigma der Rassenanthropologie war. Vor diesem Hintergrund wäre es grundlegend verfehlt, ihm den Rassismus aufgrund einiger Distanzierungsversuche zu seinen eugenischen Kollegen abzusprechen.

Unabhängig von dieser Bewertung war nach Schallmayer nicht nur die Vermehrung von Menschen mit dem besten Erbgut notwendig, sondern vor allem die Verhinderung der ungünstigsten Varianten. Unter seinen praktischen Vorschlägen finden sich daher Heiratsverbote, Zwangsasylierungen und Sterilisierungen.[86] An der Personalie Schallmayer wird auch deutlich, dass das aufkommende biologische Paradigma nicht nur einen Züchtungsansatz für Menschen beinhaltete, sondern vor allem auch Patentlösungen für die Probleme der Gegenwart und Zukunft zu geben schien. So waren ihm die moderne Medizin und Hygiene, als auch die zunehmende allgemeine soziale Verbesserung ein Dorn im Auge, denn gerade sie verhinderten die „natürliche Auslese" und förderten den Anteil der „Minderwertigen" in der Gesellschaft.[87] Nach dieser Logik bestimmte also die individuelle Leistungsfähigkeit den Wert für die Gesellschaft. Wer keinen Nutzfaktor für die Gesellschaft darstellte, sich in den Augen der Rassenhygieniker ‚asozial' verhielt oder gar krankheitsbedingt nicht konnte, galt als degeneriert und somit unwert. Vor diesem Hintergrund war es ein Leichtes, psychisch und körperlich Kranke als ‚gesellschaftlich unwert' abzustempeln und bereits zu einem solch frühen Zeitpunkt die Grenzen zwischen einem Krankheitszustand und einer zugeschriebenen Unnützlichkeit verwischen zu lassen. Das Leistungsprinzip der Rassenhygiene war daher von Beginn an ein Instrument, das den gesellschaftlich ungewollten Teil stigmatisierte, zu einem monolithischen Block erhob und ihn zunehmend minimieren wollte. Schallmayer bedauerte gar in seinem Klassiker über Vererbung und Auslese, dass sich praktische Anleitungen noch nicht umsetzen ließen, denn die Wertschätzung über die Unterschiede zwischen den Erbanlagen konnten sich leider „nicht mit unserem überlieferten Begriffen von Gerechtigkeit und freiem Willen"[88] in Übereinstimmung

---

85 So bewertet Weiss Schallmayer lediglich als moderaten Rassisten. Vgl. Weiss, Sheila Faith, Race Hygiene and National Efficiency. The Eugenics of Wilhelm Schallmayer, University of California Press, 1987, S. 104.
86 Baader, Gerhard, Zur Ideologie des Sozialdarwinismus, a. a. O., S. 44.
87 Vgl. Baader, Gerhard, Psychiatrie, a. a. O., S. 20.
88 Zitiert nach: Nowak, Kurt, „Euthanasie" und Sterilisierung im „Dritten Reich". Die Konfrontation der evangelischen und katholischen Kirche mit dem „Gesetz zur Verhütung erbkranken Nachwuchses" und der „Euthanasie"-Aktion, 3. Aufl., Göttingen 1984, S. 23.

bringen. Die gesellschaftlichen und politischen Pfeiler waren für die Durchführung rassenhygienischer Anleitungen und Handlungen schlicht noch nicht gegeben. Im Kaiserreich lag es fern des Vorstellbaren, das eine Regierung die innere Logik der Rassenhygiene in staatliche Handlungsmaxime umsetzte.

Die Erfahrung des Ersten Weltkrieges veränderte diesen Umgang mit „Minderwertigen" jedoch grundlegend. Das Massensterben der Soldaten, die abgewertete Einzelexistenz zugunsten des Erfolges der Nation, der gekränkte Nationalismus, die als ungerecht empfundene Niederlage und die verheerende Nahrungsversorgung der Kriegsjahre führten schnell dazu, dass das sozialdarwinistische Nützlichkeitsdenken an Wirkmächtigkeit gewann. Gerade die Auffassung, dass der Stellungskrieg die Stärksten durch den Fronteinsatz gefährde, die Schwächsten aber durch ihre „Nutzlosigkeit" schütze, war eine weit verbreitete Auffassung.[89] So äußerte sich der Physiologe und Pazifist Georg Friedrich Nicolai zu dieser Thematik 1919 so:

„Der Krieg schützt die Blinden, die Taubstummen, die Idioten, die Buckligen, die Skrofulösen, die Blödsinnigen, die Impotenten, die Paralytiker, die Epileptiker, die Zwerge, die Mißgeburten. All dieser Rückstand und Abhub der menschlichen Rasse kann ruhig sein, denn gegen ihn pfeifen keine Kugeln. [...] Der Krieg bildet also für sie geradezu eine Lebensversicherung, denn diese körperliche und geistige Krüppelgarde, die sich im freien Konkurrenzkampf des Friedens gegen ihre tüchtigen Mitbewerber kaum behaupten könnte, bekommt nun die fettesten Stellen und wird hoch bezahlt"[90].

Der Krieg schützte jedoch keineswegs die Patienten der psychiatrischen Anstalten, er führte geradewegs zu ihrem massiven Hungersterben. Während der Zeit des Ersten Weltkrieges starben 140.234 Menschen in den deutschen psychiatrischen Anstalten. In Friedenszeiten hatten die deutschen Anstalten eine Sterblichkeitsrate von 5,5 Prozent pro Jahr. Legt man diesen Wert zugrunde, sind mindestens 71.787 Patienten an den Folgen von Hunger, Verwahrlosung und medizinischer Unterversorgung gestorben.[91] Auf der Jahreskonferenz des deutschen

---

89 Vgl. Blecker, Johanna/ Schmiedebach, Hans-Peter, Medizin und Krieg. Vom Dilemma der Heilberufe 1865–1985, Frankfurt a. M. 1987, S. 4ff.
90 Zitiert nach: Eckart, Wolfgang Uwe, Ein Feld der rationalen Vernichtungspolitik. Biopolitische Ideen und Praktiken vom Malthusianismus bis zum nationalsozialistischen Sterilisationsgesetz, in: Rotzoll, Maike u.a. (Hrsg.), Die nationalsozialistische „Euthanasie"-Aktion „T4" und ihre Opfer, a. a. O., S. 33.
91 Vgl. Burleigh, Michael, Tod und Erlösung, Euthanasie in Deutschland 1900–1945, Zürich 2002, S. 21.; Faulstich setzt die Todeszahl auch bei 70 000 an, Vgl. Faulstich, Heinz, Hungersterben, a. a. O., S. 25.

Vereins für Psychiatrie 1917 äußerte sich der Vorsitzende Karl Bonhoeffer – späterer Gutachter für Zwangssterilisierungen – zum Wandel des Klimas:

„Fast könnte es scheinen, als ob wir in einer Zeit der Wandlung des Humanitätsbegriffs stünden. [U]nd daß wir in den Hungerjahren des Krieges uns damit abfinden mußten, daß unsere Kranken in den Anstalten in Massen an Unterernährung dahinstarben, und dies fast gutzuheißen in dem Gedanken, daß durch diese Opfer vielleicht Gesunden das Leben erhalten bleiben könnte."[92]

Bonhoeffer stand mit dieser Einstellung nicht alleine da. In etlichen Anstalten wurde der Hungertod der Patienten durch das medizinische Personal als kriegsbedingt akzeptiert.[93] Bereits vor den institutionellen Gegebenheiten des Nationalsozialismus zeigte sich eine gesellschaftliche und medizinische Akzeptanz für das Sterben des als minderwertig deklarierten Bevölkerungsteils. Hans-Walter Schmuhl stellt daher fest, dass das Desaster des Ersten Weltkrieges die Eugenik in Deutschland „aus ihrem sektiererischen Winkel in die Mitte der Gesellschaft [brachte] – das rassenhygienische Programm schien eine Anleitung zu einer neuen Form der Biopolitik zu bieten, um Staat und Gesellschaft aus den vielen, sich überlagernden Problemlagen zu führen, die der Krieg hinterlassen hatte."[94]

Auch nach dem Ersten Weltkrieg kam es noch zu einem massiven Patientensterben in den Anstalten.[95] Erst ab Ende 1923 schien sich die Lage aufgrund der Währungsreform und des im Folgejahr verabschiedeten Dawes-Plans zu stabilisieren. Zugleich führte die vorherige wirtschaftliche Schwächung zu einem drastischen Stellenabbau in den Anstalten, sodass der Anstaltsbetrieb günstiger wurde. Das verabschiedete Reichsfürsorgegesetz aus dem Jahr 1924 ermöglichte dann auch eine finanzielle Entlastung der Angehörigen. Abgesehen von einer generellen Vereinheitlichung des bislang stark zersplitterten Systems der Fürsorgeträger führte die neue Verordnung dazu, dass die neugeschaffenen Bezirks- und Landesfürsorgeverbände zu Kostenträgern wurden. Eben jene wirtschaftliche Machtstellung der Landes- und Bezirksverbände führte zu etlichen Zwangsverlegungen im Nationalsozialismus.[96] Während die Psychiatrien in der

---

92 Zitiert nach: Burleigh, Michael, Tod und Erlösung, a. a. O., S. 22.
93 Vgl. Faulstich, Heinz, Hungersterben, a. a. O., S. 79ff.
94 Schmuhl, Hans-Walter, Grenzüberschreitungen. Das Kaiser-Wilhelm-Institut für Anthropologie, menschliche Erblehre und Eugenik 1927–1945, Göttingen, 2005, S. 31.
95 Vgl. Faulstich, Heinz, Hungersterben, a. a. O., S. 84.
96 Vgl. Sandner, Peter, Fürsorgebehörden als Kostenträger der Anstaltsunterbringung, in: Hamm, Margret (Hrsg.), Lebensunwert zerstörte Leben. Zwangssterilisation und Euthanasie, 3. Aufl., Frankfurt a. M. 2008, S. 100.

Zeit des Ersten Weltkrieges klassische Verwahrungsanstalten waren, begann in den 1920er Jahren ein wesentliches Umdenken in Teilbereichen der Psychiatrie. Ideen wie die *Frühentlassung* von Gustav Kolb, die *Außenfürsorge* von Hans Roemer,[97] die *aktive Beschäftigungstherapie*[98] von Hermann Simon oder aber die *Familienpflege*[99] konnten in einigen Anstalten umgesetzt werden. Die Befürwortung der integrativen Maßnahmen ist jedoch kritisch zu beurteilen. Die Implementierung geschah nicht, weil sie als bessere Alternative im Umgang mit den Patienten betrachtet wurden, sondern vielmehr aus Gründen der Rentabilität gegenüber der reinen Verwahrung. Aufgrund der Verarmung des Staates kam es in den Anstalten nicht zum Ausbau der Bettenkapazität geschweige denn der Gebäude. Bei gleichbleibender Aufnahmefähigkeit und steigenden Patientenzahlen boten sich hier ökonomisch erfolgreiche Alternativen.[100]

Neben den Ideen der Psychiatriereform existierten nach wie vor die Vorstellungen der ‚negativen Auslese' und die Verbreitung eugenisch-biologistischer Ansichten quer durch alle gesellschaftlichen Schichten. Paul Weindling ist daher beizupflichten, dass die 1920er Jahre „in Deutschland nicht nur einen Höhepunkt für Demokratie und Sozialpolitik allgemein, sondern auch für eine eugenisch begründete Sozialpolitik [im Besonderen darstellten]."[101] Insbesondere der Sterilisierungsgedanke psychisch kranker und ‚unbrauchbarer' Menschen war eine weit verbreitete Einstellung.[102] Hinsichtlich der sich radikalisierenden

---

97 Das Konzept der *Frühentlassung* und *Außenfürsorge* beinhaltete eine schnellstmögliche Entlassung von Anstaltspatienten, die jedoch weiterhin außerhalb der Anstalt von Ärzten und Pflegekräften versorgt werden sollten.
98 Die *aktivere Therapie* ist nicht nur eine differenzierte Arbeitstherapie, bei der die Patienten in einen geregelten Arbeitsalltag außerhalb der Anstalt übergehen sollen, sondern zugleich ein System verhaltenstherapeutischer Maßnahmen.
99 Das Konzept der *Familienpflege* existierte bereits gegen Ende des 19. Jahrhunderts. Auch hier war der Grund die zunehmende Überfüllung der Anstalten. Es verpflichteten sich dabei Privathaushalte Patienten aufzunehmen und nach psychiatrischen Richtlinien zu behandeln. Für die Pflege erhielten sie dabei eine geringe Entschädigung.
100 Faulstich betrachtet die Annahme der Maßnahmen als wesentlichen Grund für die Leistungssteigerungen der Anstalten, bei gleichbleibender Platzanzahl. Vgl. Faulstich, Heinz, Hungersterben, a. a. O., S. 84.
101 Weindling, Paul J., Die Verbreitung rassenhygienischen/ eugenischen Gedankengutes in bürgerlichen und sozialistischen Kreisen in der Weimarer Republik, in: Medizinhistorisches Journal 22 (1987), S. 352. (-368).
102 Darunter fielen auch Verbrecher, die in Teilen der Medizin als biologisch determiniert betrachtet wurden. Vgl. Müller, Christian, Verbrechensbekämpfung im

„Euthanasie"-Debatte war es gerade die 62 Seiten umfassende Schrift *Die Freigabe der Vernichtung lebensunwerten Lebens. Ihr Maß und ihre Form* (1920) von dem Rechtsgelehrten Karl Binding und dem Psychiater Alfred Erich Hoche, die eine beträchtliche Breitenwirkung entfaltete. Den ersten Teil der Schrift verfasste Binding, dessen auf soziale Erfordernisse und geschichtliche Präzedenzfälle gestützte rechtspositivistische Theorie dem Staat enorme Rechte einräumte. Er ging davon aus, dass jedes Individuum über das eigene Leben verfügen könne, was den Selbstmord kategorisch einschloss.[103] Das einzige Argument, das er gegen den Selbstmord gelten ließ, sah er im Verlust von Menschen, die noch nützlich für die Gesellschaft sein könnten.[104] Zwar sah er rechtlich ein Problem darin, wenn diese souveränen Rechte an Dritte weitergegeben wurden, an seinem Verständnis der Euthanasie als „reine Heilhandlung" änderte dies jedoch nichts. Da Menschen auch vor ihrem Tode das Bewusstsein verlieren konnten, war die Einwilligung des Patienten nebensächlich. Seine rhetorische Kernfrage bestand eben in genau dieser Ansicht: „Gibt es Menschenleben, die so stark die Eigenschaft des Rechtsgutes eingebüßt haben, daß ihre Fortdauer für die Lebensträger wie für die Gesellschaft dauernd allen Wert verloren hat?". Er beantwortet die Frage selbst und rekurriert dabei auf den Krieg:

> *„Denkt man sich gleichzeitig ein Schlachtfeld, mit Tausenden toter Jugend [...] und man ist auf das tiefste erschüttert von diesem grellen Missklang zwischen der Opferung des teuersten Gutes der Menschheit im größten Maßstab auf der einen und der größten Pflege nicht nur absolut wertloser, sondern negativ zu wertender Existenzen auf der anderen Seite."*[105]

Dabei bezog er sich vor allem auf die „unheilbar Blödsinnigen", denn „[s]ie haben weder den Willen zu leben, noch zu sterben. So gibt es ihrerseits keine beachtliche Einwilligung in die Tötung, andererseits stößt diese auf keinen Lebenswillen, der gebrochen werden müsste."[106] Dennoch unterschied sich sein „Euthanasie"-verständnis von dem der Nationalsozialisten. Für Binding stellte die „Euthanasie" eine „Erlösung" dar, weshalb auch „gegenüber dem Geistesschwachen, der sich bei seinem Leben glücklich fühlt, von der Freigabe seiner Tötung nie die Rede

---

Anstaltsstaat. Psychiatrie, Kriminologie und Strafrechtsreform in Deutschland 1871–1933, Göttingen 2004, S. 124.
103 Vgl. Binding, Karl/ Hoche, Alfred, Die Freigabe der Vernichtung lebensunwerten Lebens. Ihr Maß und ihre Form, in: Grübler, Gerd (Hrsg.), Quellen zur deutschen Euthanasie-Diskussion 1895–1941, Berlin 2007, S. 130–138.
104 Ebd., S. 136.
105 Ebd., S. 139.
106 Ebd., S. 142.

sein [kann]."[107] Hoche ergänzt die rechtlichen Ausführungen um seine ‚ärztlichen Bemerkungen'. Auch er wandte sich schnell dem Thema der unheilbar geistig Kranken zu, wobei er diese in zwei Gruppen aufspaltete – Jene die von Geburt an „geistige Schäden" hatten und jene, die sie erst im Laufe ihres Lebens erhielten. Erstere seien wie ein „regellos herumliegende[r] Haufen von Steinen", während letztere „Steintrümmer[ ] eines zusammengestürzten Gebäudes" seien.[108] Am schwersten belasteten laut Hoche die ‚Vollidioten' die Allgemeinheit, da sie ein hohes Lebensalter erreichten und es demnach leicht zu ermessen sei, „welches ungeheure Kapital in Form von Nahrungsmitteln, Kleidung und Heizung dem Nationalvermögen für einen unproduktiven Zwecke entzogen [werde]"[109] Hoche setzte dabei gerade jene Termini wie *Ballastexistenzen, Defektmenschen, geistig Tote, Menschenhülsen* in die Welt, die die Nationalsozialisten nur noch zu adaptieren brauchten und in Todesurteile umwandelten. Zwar fanden die Thesen viel Aufmerksamkeit, politisch tragbar wurden sie jedoch erst nach 1933. Dennoch sind sie im Kontext der biopolitischen Vorstellungen in der Weimarer Republik nicht zu unterschätzen, da sie mit ihrem Impetus eine bestimmt definierte Gruppe innerhalb der Gesellschaft stigmatisierten und ausgrenzten. Die Thematik des „lebensunwerten Lebens" wurde dadurch in der breiten Gesellschaft vielfach salonfähig, sodass Nützlichkeitserwägungen das ursprüngliche Nützlichkeitsmotiv ablösten. Das wird vor allem an der Tatsache ersichtlich, dass Sterbehilfe und Krankenmord zunehmend synonym betrachtet wurden.[110] Es war vor allem die zunehmende Brutalisierung der Sprache, die die Menschengruppe zunächst verbal aus der Gesellschaft exkludierte, um sie dann unter der Radikalisierung des Zweiten Weltkrieges der Vernichtung preiszugeben. Obgleich die führenden Vertreter der Rassenhygiene die „Euthanasie" ablehnten, profitierte die Eugenik allgemein davon. Gerade die Diskurse darüber bedingten sich gegenseitig und führten letztlich zur sozialen Anerkennung und vor allem Akzeptanz der Rassenhygiene. Faktisch gab es daher nur einen graduellen, jedoch keinen prinzipiellen Unterschied zwischen Eugenik und „Euthanasie".[111]

---

107 Ebd., S. 140.
108 Ebd., S. 151.
109 Ebd., S. 152.
110 In den erhaltenen Krankenakten der Vernichtungsaktion „T4" zeigt sich das bereits in der Gleichsetzung von „geistig tot" und „lebensunwert". Vgl. Henke, Klaus-Dietmar, Einleitung, a. a. O., S. 18.
111 Vgl. Schmuhl, Hans-Walter, Eugenik und „Euthanasie" – Zwei paar Schuhe? Eine Antwort auf Michael Schwartz, in: Westfälische Forschungen 47 (1997), S. 580.

Demnach muss auch die Reformpsychiatrie der 1920er Jahre kritisch betrachtet werden, verhielt sie sich doch zum gesellschaftlichen Diskurs ambivalent. Die Reformen griffen nur da, wo sie rentabel waren, was eindeutig das Schlaglicht auf den Nützlichkeitsfaktor der Patienten warf. Denn dort wo es dem einzelnen Patienten gelang seine individuelle Leistungsfähigkeit und somit seine gesellschaftliche Nützlichkeit zu zeigen, verschwand der Großteil der Therapiegescheiterten im Schatten. Die neuen Therapieformen orientierten sich mehr an den „Heilbaren" als den „Unheilbaren", was letztlich dazu führte, dass auch der reformerische Ansatz in der Psychiatrie über „Wert" und „Unwert" der Patienten entschied. Unheilbarkeit und Arbeitsfähigkeit waren nicht zuletzt die zentralen Kriterien, die im Nationalsozialismus über Leben und Tod entschieden.[112] Die einsetzende Wirtschaftskrise ab 1929 und der zunehmende Zusammenbruch des Weimarer Sozialstaates beschleunigten dieses Nützlichkeitsdenken rapide. So brach spätestens ab 1930 mit der traditionellen Wohlfahrtspflege auch die Finanzierung der Psychiatriereform zusammen. Die Anstalten behalfen sich damit die Patienten aus der extramuralen Pflege zurückzuziehen, um keinen Bettenabbau zu riskieren, nachdem etliche Familien bereits ihre Angehörigen Zuhause pflegten. Sparkommissare erklärten die Therapien in geschlossenen Anstalten für sinnlos und forderten die Einstellung. Das hatte zur Folge, dass die als „Ballastexistenzen" deklarierten Patienten zunehmend schlechtere Betreuung erfuhren, was sich nicht nur im Rückgang von Mindestrationen zeigte.[113] Die meisten Institutionen gingen wieder über zu den klassischen ‚Verwahrpsychiatrien' und das Sparen wurde so über die Notwendigkeit einer adäquaten Patientenversorgung gesetzt.[114] Spätestens zu diesem Zeitpunkt befand sich die praktische Psychiatrie im Einklang mit dem herrschenden Meinungsklima und einer Verwaltung, die ohne Bedenken mit Begriffen wie ‚minderwertig' und ‚gesellschaftlich wertvoll' hantierte.[115] Das Thomas Beddies hierin die Aufgabe „moderner Tendenzen aus pragmatischen Gründen" sieht, verwischt die Tatsache, dass diese

---

112 Vgl. Aly, Götz, Die Belasteteten. „Euthanasie" 1939–1945. Eine Gesellschaftsgeschichte, Frankfurt a. M. 2013, S. 44f.
113 Anfang 1932 sprach man sich auch in Preußen für einen drastischen Rückgang der Ernährung und Versorgung der Psychiatriepatienten aus. Vgl. Schwartz, Michael, „Euthanasie"-Debatten, a. a. O., S. 633.
114 Faulstich weist in diesem Zusammenhang daraufhin, dass es etliches medizinisches Führungspersonal gab, dass dem Staat selbst Vorschläge unterbreitete, wie Psychiatrien auf dem Rücken der Patienten noch günstiger gestaltet werden könnten. Vgl. Faulstich, Heinz, Hungersterben, a. a. O., S. 88f.
115 Vgl. Henke, Klaus-Dietmar, Einleitung, a. a. O., S. 21.

Begriffe der Psychiatrie bereits zuvor immanent waren. Von dem Glück einzelner auf eine ganze Betroffenengruppe zu schließen, überbewertet die Situation und den scheinbaren Erfolg der Reformpsychiatrie.[116] Neben der Hinwendung zu den staatlichen Vorgaben orientierte sich die Psychiatrie nach der Weltwirtschaftskrise auch zunehmend an den Ideen der Rassenhygiene.[117] Gerade die Idee der offenen Fürsorge, bei der mehr Patienten in die Gesellschaft zurückkehren sollten, zugleich aber als ‚erblich belastet' betrachtet wurden, beflügelte das Vorhaben der Zwangssterilisation bei den Praktikern. Weit vor der Allianz von Rassenhygiene und Nationalsozialismus zeigte sich hier, wie sehr die Psychiatrie von den eugenischen Vorstellungen durchdrungen war.[118] Ein wesentlicher Grund lag darin, dass die Psychiatrie eben keine Gesetzmäßigkeiten für die größten Krankheitsbilder ausmachen konnte und dies in einer Gesellschaft, in der eine zunehmende Glaubensbereitschaft in die Allmacht der Erblehre vorherrschte. Die Flucht in die scheinbare Naturgesetzmäßigkeit der Eugenik war somit auch ein „Unvermögen[] der psychiatrischen Forschung"[119] selbst. Die Rassenhygiene ihrerseits hatte sich bereits schon früher in Richtung Psychiatrie als nützliche Referenzwissenschaft orientiert. Bis zum parlamentarischen Sieg der Nationalsozialisten hatte die Radikalisierung der Psychiatrie zwar dazu geführt, dass wesentliche Etappen der rassistischen und ausgrenzenden Vorstellung des Nationalsozialismus bereits geschaffen wurden,[120] doch blieb die Radikalisierung, bis auf die bewusste Verschlechterung der Lebensverhältnisse der Anstaltspatienten, im Wesentlichen, eine Radikalisierung der Ideen. Zweifellos war auch den Gründern der *Gesellschaft für Rassenhygiene* im Juni 1905 nicht bewusst, dass die herrschenden Diskurse über die „Minderwertigkeit" von Menschen in einem verbrecherischen Programm endeten, das bis 1945 zu rund 400.000 Zwangssterilisierten und vermutlich 300.000 Krankenmorden führte. Fakt ist aber auch, dass gerade durch die Vertreter ein mehr oder minder systematischer öffentlicher „Euthanasie"-Diskurs etabliert wurde, der die Sterblichkeit einer bestimmten gesellschaftlichen Gruppierung nicht nur widerspruchslos hinnahm,

---

116 Vgl. Beddies, Thomas, Die Reformpsychiatrie der zwanziger Jahre des 20. Jahrhunderts, in: Ders., Hübner, Kristina (Hrsg.), Dokumente zur Psychiatrie im Nationalsozialismus, Berlin 2003, S. 13.
117 Vgl. Siemen, Hans Ludwig, Reform und Radikalisierung. Veränderungen der Psychiatrie in der Weltwirtschaftskrise, in: Frei, Norbert (Hrsg.), Medizin und Gesundheitspolitik in der NS-Zeit, München 1991, S. 196ff.
118 Vgl. Burleigh, Michael, Tod und Erlösung, a. a. O., S. 114.
119 Siemen, Hans Ludwig, Reform und Radikalisierung, a. a. O., S. 199.
120 Vgl. Faulstich, Heinz, Hungersterben, a. a. O., S. 101ff.

sondern auch die staatlich gewollten 70.000 Hungertoten in den Psychiatrien während des Ersten Weltkriegs ermöglichte. Der Diskurs über eine „angemessene Biostrategie" in der Weimarer Republik unterteilte sich letztlich in vier Hauptstränge: die Entwicklung der Psychiatrie, die Debatte über die Euthanasie, den radikalen Einschnitt im Sozial- und Fürsorgewesen in den Jahren nach der Weltwirtschaftskrise und die Debatte über die Entfaltung der Rassenhygiene.[121] Darauf konnte der Nationalsozialismus widerspruchsfrei aufbauen. Seitens der Vertreter der Psychiatrie oder der Kirche kam zumindest kein ernsthafter Protest, als die Zwangssterilisierung am 14. Juli 1933 durch das „Gesetz zur Verhütung erbkranken Nachwuchs" eingeführt wurde. In diesem Sinne stellte das Jahr 1933 auch noch einmal einen qualitativen Sprung im Vergleich zu den radikalisierten Konzepten der Weimarer Jahre dar, der jedoch „von der übergroßen Mehrheit der Psychiater nachvollzogen, wenn nicht [gar] emphatisch begrüßt [wurde]."[122] Die „Euthanasie"-Gutachter- und Psychiater mussten dem später nicht mehr viel hinzufügen, sondern konnten, wie Klaus Dörner beschreibt, „sich sogar beim Methodenstreit für ihre Wahl der Vergasung gegenüber dem qualvollen Hungersterben auf ihr menschliches Mitleid berufen"[123].

---

121 Vgl. Henke, Klaus-Dietmar, Einleitung, a. a. O., S. 17.
122 Vgl. Siemen, Hans Ludwig, Reform und Radikalisierung, a. a. O., S. 200.
123 Dörner, Klaus, Die soziale Frage und der Diskurs um die „Euthanasie", in: Rotzoll, Maike, u.a., Die nationalsozialistische „Euthanasie"-Aktion „T4, a. a. O., S. 44f.

3. Institutionelle Bedingungen des frühen Krankenmordes im Reichsgau Wartheland

3.1 Arthur Greiser und die Entstehung eines „Mustergaus"

Der Reichsgau Wartheland unterschied sich deutlich von den übrigen Gauen in Deutschland oder Österreich. Betrachtet man allein die Forschungsliteratur, finden sich einzelne Ausführungen dazu eher unter der Thematik Besatzungspolitik als unter Staat und NSDAP.[124] Verhältnismäßig wenig ist daher über die Herrschaftsstruktur bekannt. Vergleicht man die Gegebenheiten des Warthegaus mit anderen Gauen im Westen, offenbaren sich deutliche Parallelen bei Personal und Staatsaufbau. Mit Blick nach Osten zeigt sich aber, dass sowohl die Kompetenzen als auch die Machtausübung starke Ähnlichkeiten mit den besetzten Gebieten hatte, obwohl hier eine ganz andere Verwaltungsstruktur vorherrschte. Der Reichsgau war nicht nur Resultat des Vernichtungskrieges gegen Polen,[125] sondern lag auch vollständig im okkupierten Teil des polnischen Gebietes und hatte daher entsprechend eine ausländische Bevölkerungsmehrheit. Die Planungen für den Angriff auf Polen setzten bereits im März 1939 ein. Dass es dabei nicht um einen konventionellen Eroberungskrieg, sondern um eine Eroberung von „Lebensraum" ging, machte Hitler unmissverständlich in seiner Ansprache am 22. August 1939 vor den Oberbefehlshabern der Wehrmacht klar.[126] Grundlage für die ersten Tage der Besatzung bildete Hitlers Verfügung vom 25. August 1939. Demnach hatte der Oberbefehlshaber des Heeres die Befugnis zur Ausübung der vollziehenden Gewalt. Dieser wiederum übertrug die alleinige Verantwortung den Armeeoberbefehlshabern in den besetzten Gebieten. Bereits vor Beginn der militärischen Operationen wurde den einzelnen Armeeoberkommandos

---

124 Vgl. Pohl, Dieter, Die Reichsgaue Danzig-Westpreußen und Wartheland. Koloniale Verwaltung oder Modell für die zukünftige Gauverwaltung?, in: John, Jürgen/ Möller, Horst/ Schaarschmidt, Thomas (Hrsg.), Die NS-Gaue. Regionale Mittelinstanzen im zentralistischen Führerstaat, München 2007, S. 395.

125 Oft liegt der Startpunkt des Vernichtungskrieges in der historischen Diskussion bei dem Angriff auf die Sowjetunion. Dabei geht oft die radikale Auslöschung des polnischen Staates und seiner Bewohner in Vergessenheit, Vgl. Mallmann, Klaus-Michael/ Musial, Bogdan, Einleitung, in: Dies. (Hrsg.), Genesis des Genozids. Polen 1939–1941, Darmstadt 2004, S. 7ff.

126 Vgl. Broszat, Martin, Nationalsozialistische Polenpolitik, Stuttgart 1961, S. 12.

vom Oberkommando des Heeres jeweils ein „Chef der Zivilverwaltung Feindesland" (CdZ) unterstellt.[127] Diese CdZ sollten schnellstmöglich den Aufbau einer geordneten Verwaltung organisieren. Dafür wurde ihnen entsprechendes Personal zur Seite gestellt, das nach Besetzung von Ortschaften und Landstrichen durch die Wehrmacht umgehend als Stadt- und Landkommissare eingesetzt werden sollte. Eine Woche nach Beginn des Einmarsches wurden die ersten „Richtlinien für die Einrichtung einer Militärverwaltung im besetzten Ostgebiet" erlassen. Der von Deutschland besetzte Teil Polens wurde dadurch in vier Militärbezirke aufgeteilt (Westpreußen, Posen, Łódź und Krakau). An der Spitze der Gesamtführung stand der „Oberbefehlshaber Ost", der dem „Oberbefehlshaber des Heeres" unterstand. Im Sinne der effektiven Besatzung und Verwaltung sollte dem Oberbefehlshaber Ost und den Militärbefehlshabern jeweils ein militärischer und ziviler Stab (CdZ) zur Seite stehen.[128] Die Besetzung der Posten der CdZ sollte eigentlich in Abstimmung zwischen dem Oberbefehlshaber des Heeres und dem Reichsministerium des Inneren erfolgen.[129] Tatsächlich verteilte jedoch Hitler die Posten an ihm genehme Personen. Für den Militärbezirk Posen wählte er den ehemaligen Danziger Senatspräsidenten Arthur Greiser. Greisers Ernennung war kein Zufall, sondern resultierte aus der Tatsache, dass er ein verdienter und erfahrener NS-Funktionär im „Volkstumskampf" und seine antipolnische Einstellung weit bekannt war.[130] Bereits zu Schulzeiten in Inowroclaw (Hohensalza) gründete er eine deutsche Organisation mit dem Ziel des Kampfes gegen das Polentum. In der Zeit der Weimarer Republik betätigte er sich im rechtsradikalen Spektrum und knüpfte enge Kontakte zur NSDAP-Führung.[131] Dank seiner engen Kontakte zu Göring fungierte er bereits ab 1930 als Gaugeschäftsführer Danzigs, bis er dann ab 1933 Stellvertreter des Gauleiters Albert Forster wurde. Bereits an der Personalie Greiser wird deutlich, dass die zukünftige Verwaltung und Besetzung Polens einzig und allein der ideologischen Erfüllung des Nationalsozialismus dienen sollte. Im Gegensatz zum „Altreich" stand

---

127 Vgl. Alberti, Michael, Die Verfolgung, a. a. O., S. 35.
128 Ebd. S. 38.
129 Diese Regelung entstammte der Notstandsregelung für den Kriegsfall und wurde bei den meisten Annexionen seit 1938 so durchgesetzt. Vgl. Umbreit, Hans, Deutsche Militärverwaltung 1938/39. Die militärische Besetzung der Tschecheslowakei und Polens, Stuttgart 1977, S. 86ff.
130 Vgl. Kershaw, Ian, Arthur Greiser – Ein Motor der „Endlösung", in: Smelser, Ronald/ Syring, Enrico/ Zitelmann, Rainer (Hrsg.), Die braune Elite 2. 21 weitere biographische Skizzen, Darmstadt 1993, S. 117ff.
131 Bemerkenswert daran ist jedoch, dass er erst 1929 der NSDAP beitrat.

hier nicht die alltägliche Arbeit der Innenverwaltung und die Mobilisierung der Parteigenossen im Vordergrund, sondern die absolute Umgestaltung ganzer Landstriche.[132] Das beweist auch ein Aktenvermerk von einem Oberstleutnant: „Dem Zivil-Befehlshaber [...] würde eben die volkstümliche Ausrottung zufallen."[133] Am 7. September 1939 wurde Greiser zum Chef des Verwaltungsstabes in Posen bestellt. Kurz nachdem die Wehrmacht am 11. September Posen besetzte, nahm Greiser seine Tätigkeit dann als CdZ am 14. September auf. Um die Militärverwaltung schnell zu beenden, unterzeichnete Hitler bereits am 8. Oktober 1939 einen Erlass über die Eingliederung der Ostgebiete. Noch bevor die Militärverwaltung in Posen offiziell aufgelöst wurde (26. Oktober 1939), wurde Greiser am 21. Oktober 1939 zum Gauleiter und Reichsstatthalter des zukünftigen Reichsgaus Wartheland.[134]

Zusammen mit dem Reichsgau Danzig-Westpreußen wurde mit Wirkung vom 26. Oktober dann der Reichsgau Posen gebildet, der sich in die Regierungsbezirke Hohensalza, Posen und Kalisch aufgliederte.[135] Eine Umbenennung in Reichsgau Wartheland erfolgte am 29. Januar 1940.[136] Der Reichsgau Posen ging weit über die Grenzen der ehemaligen Provinz Posen hinaus. Gerade die östliche Hälfte des Regierungsbezirkes Hohensalza und nahezu der gesamte Teil von Kalisch waren ehemaliges kongresspolnisches Gebiet. Das war im Vergleich zu der Grenze von 1914 eine Verschiebung von nahezu 200 Kilometern. Aus wirtschaftlichen Gründen und besonders auf Drängen Görings wurde auch Łódź dem Gebiet zugeführt.[137] Im Westen kam der 1918 an Polen abgetretene niederschlesische Gebietsstreifen hinzu. Damit umfasste der Reichsgau Posen eine Fläche von nahezu 45 000 Quadratkilometern mit einer Einwohnerzahl von 4,2 Millionen Menschen. Davon waren 85 Prozent Polen, 7 Prozent Deutsche, 8 Prozent polnische Juden. Die Besonderheit des Reichsgau Posens lag jedoch

---

132 Vgl. Pohl, Dieter, Die Reichsgaue, a. a. O., S. 396.
133 Aktenvermerk Oberstleutnant von Lahousen über die Besprechung im Führerzug am 12.9.1939 in Ilnau, in: Groscurth, Helmuth, Tagebücher eines Abwehroffiziers 1938–1940. Mit weiteren Dokumenten zur Militäropposition gegen Hitler, Stuttgart 1970, S. 385.
134 Vgl. Umbreit, Hans, Deutsche Militärverwaltung, a. a. O., S. 91ff.
135 Vgl. Erlaß des Führers und Reichskanzlers über Gliederung und Verwaltung der Ostgebiete vom 8.10.39 RGBl. 1939 I, S. 2042f., sowie Verordnung zur Durchführung der vorgenannten Erlasse vom 26.10.39, RGBl. 1939 I, S. 2108f.
136 Vgl. Zweiter Erlaß des Führers und Reichskanzlers zur Änderung des Erlasses über Gliederung und Verwaltung der Ostgebiete vom 29.01.40, RGBl. 1940 I, S. 251.
137 Vgl. Pohl, Dieter, Die Reichsgaue, a. a. O., S. 397.

nicht nur darin, dass es eine sehr kleine deutsche Minderheit gab und keine deutsch geprägten Städte,[138] sondern vor allem in der dezidiert „politische[n] Verwaltungsführung"[139] durch Greiser. Diese Art „Reichsgauverfassung"[140] wurde erstmalig im Mai 1939 im eroberten Sudetenland angewendet. Mit dem wesentlichen Unterschied, dass der Reichsstatthalter „sämtliche Verwaltungszweige zugewiesen [bekam]"[141], wurde diese auf den Reichsgau Posen übertragen. Dadurch erlangte Greiser umfassende Befugnisse, die den Reichsgau zu einem weitgehend autonomen Herrschaftsbezirk werden ließen.[142] Begünstigt wurde das vor allem durch einen erheblichen Anteil an NSDAP-Funktionären in den Positionen von Regierungspräsidenten und Landräten (47 Prozent).[143] Das kam einer „Neugliederung des staatlichen Verwaltungsaufbau in der Mittelstufe"[144] gleich. Durch die Personalunion von Reichsstatthalter und Gauleiter der NSDAP war es Greiser möglich und auch vorgesehen, „den politischen Gestaltungswillen der NSDAP auf die gesamte öffentliche Verwaltung einwirken zu lassen"[145]. Letztlich waren die Möglichkeiten von Sonderregelungen, kolonialem Vorgehen, Improvisationen, Experimenten und radikalen Problemlösungen immanent.

---

138 Danzig hatte beispielsweise lediglich einen polnischen Bevölkerungsanteil von 5%.
139 Das Prinzip der „politischen Verwaltung" besagte, dass zusammengehörige Partei- und Staatsämter, bei denen sich im Laufe des NS-Regimes ein Dualismus gebildet hatte, in Personalunion wahrzunehmen seien. Dabei lag das Primat jedoch bei der Partei. Vgl. Rebentisch, Dieter, Führerstaat und Verwaltung im Zweiten Weltkrieg. Verfassungsentwicklung und Verwaltungspolitik 1939–1945, Stuttgart 1989, S. 165.
140 Der Typus Reichsgau sollte gleichzeitig zwei Probleme lösen. Einerseits sollte die Mittelstufe der Verwaltung erneuert werden und somit vor allem die Sicherstellung einer einheitlichen regionalen Führung in den Fachverwaltungen gewährleistet werden, andererseits sollten die Reichsgaue sich der gebietlichen Regelung der NSDAP-Gaue anpassen und somit das Durcheinander von Partei- und Staatskompetenzen aufheben. Die sogenannte Reichsgauverfassung stärkte die Reichsstatthalter, die in Personalunion zugleich Gauleiter waren. Vgl. Longerich, Peter, Hitlers Stellvertreter. Führung der Partei und Kontrolle des Staatsapparates durch den Stab Hess und die Parteikanzlei Bormann, München u.a. 1992, S. 135f.
141 Erlaß des Führers vom 8.10.39, § 3 Abs. 2, RGBl 1939, S. 2042.
142 Vgl. Vossen, Johannes, Der öffentliche Gesundheitsdienst, a. a. O., S. 239.
143 Vgl. Pohl, Dieter, Die Reichsgaue, a. a. O., S. 398.
144 Longerich, Peter, Hitlers Stellvertreter, a. a. O., S. 137.
145 Erlass des Reichsministers des Innern an die Reichsstatthalter in Danzig und Posen, 6.12.1939, zitiert nach: Vossen, Johannes, Der öffentliche Gesundheitsdienst, a. a. O., S. 239.

3.2 Die Gauselbstverwaltung als Organisator des Krankenmordes

Mit der Vereinigung der gesamten inneren Verwaltung einschließlich der Sonderbehörden hatte Greiser auch direkten Zugriff auf die staatliche Gesundheitsverwaltung.[146] Damit waren die ehemaligen polnischen Heilanstalten ab Mitte Oktober 1939 Angelegenheiten des Reichsstatthalters.[147] Auf Intervention des Reichsgesundheitsführers Leonardo Conti erfolgte die Einrichtung einer eigenen Abteilung.[148] Das gesichtete Quellenmaterial zeigt, dass diese Abteilung nach dem vorläufigen Organisationsplan der Gauselbstverwaltung, Stand Oktober 1940, die Bezeichnung III erhielt und nach dem Organisationsplan vom 1. Februar 1941 die Bezeichnung II bekam.[149] Sie firmierte unter dem Namen „Gesundheitswesen und Leibesübungen". Vorsitzender dieser Abteilung war der Medizinalrat Dr. Oskar Gundermann, der eigens dafür von Greiser berufen wurde.[150] Unter das Sachgebiet „Gesundheitswesen" fielen dann neben der Anstalt Tiegenhof auch die anderen größeren Heilanstalten wie Wartha, Schrimm, Kosten und Treskau.[151] Leiter des Sachgebietes war der Oberarzt Dr. Hans Friemert.

---

146 Lediglich Militär, Justiz, Finanzverwaltung sowie Bahn und Post waren nicht im Wirkungsbereich des Reichsstatthalters, Vgl. Kranz, Alexander, Reichsstatthalter Arthur Greiser und die Zivilverwaltung im Wartheland 1939/40. Die Bevölkerungspolitik in der ersten Phase der deutschen Besatzungsherrschaft in Polen, Potsdam 2010, S. 33.
147 Vor dem 26. Oktober 1939 waren sie der Zivilverwaltung beim Militärbefehlshaber unterstellt. Da Greiser von Beginn Bestandteil der Okkupationsbehörden war, änderte sich für ihn an der neuen Struktur nahezu nichts.
148 Vossen benennt diese irrtümlich Abteilung II „Gesundheitswesen und Volkspflege". Vgl. Vossen, Johannes, Der öffentliche Gesundheitsdienst, a. a. O., S. 240.
149 Vgl. Vorläufiger Organisationsplan der Gauselbstverwaltung des Reichsgaues Wartheland, Stand Oktober 1940, BAL B162/15613, Bl. 111–113; Ebd., Vorläufiger Organisationsplan der Gauselbstverwaltung des Reichsgaues Wartheland, Stand 1.Februar 1941, Bl. 114–116.
150 Neben Gundermann wurde für den Posten noch der Stadtmedizinalrat von Halle, Prof Schnell gehandelt. Die Entscheidung fiel auf Gundermann, da dieser „als Stellvertreter des Gaugesundheitsführers im Parteiamt verankert werden könn[te], während eine solche personelle Querverbindung zwischen Staat und Partei bezüglich der Person von Professor Dr Schnell nicht möglich wäre". RStH an RMI vom 6.5.1940. Zitiert nach: Vossen, Johannes, Der öffentliche Gesundheitsdienst, a. a. O., S. 240.
151 Vgl. Ermittlungsstand der StA Hildesheim über Aktivitäten und Vorgehen der Gauselbstverwaltung, BAL B162/43458, Bl. 52.

Insbesondere die untergeordneten Einzelressorts wie „Fürsorge für geistig Gebrechliche", „Krüppelfürsorge" und „Anstalten des Gesundheitswesens" waren in die Koordination der Krankenvernichtung involviert.[152] Nach Aussagen des ehemaligen Verwaltungsinspekteurs Kurt L. war Friemert in seiner Position weisungsberechtigt und somit wesentlich verantwortlich für die systematische Vernichtung:

„Zu den Obliegenheiten des Dr. Friemert gehörte u.a. die Betreuung der in unserem Bereich liegenden Heil und Pflegeanstalten [...]. Über diese Anstalten hatten wir sowohl die dienstliche als auch die medizinische Aufsicht zu führen. Das wiederum heißt, daß er den Anstaltsleitungen gegenüber weisungsberechtigt war. In diesem Zusammenhang hat er selbstverständlich die Anstalten mehrmals besichtigt."[153]

Eine dieser Besichtigungen führte er am 20. Dezember 1939 durch, kurz nach der ersten Räumung der Anstalt Tiegenhof. Dass bereits zu diesem Zeitpunkt Tötungsaktionen an den Patienten mit dem Wissen der Gauselbstverwaltung vorgenommen wurden, wird in den Ausführungen offensichtlich.[154] Die zentrale Position in der Gauselbstverwaltung ermöglichte jedoch nicht nur die Weisungsbefugnis zum Krankenmord, sondern auch deren Tarnung. So schrieb er am 24.8.1940 unter dem Absender „Reichsstatthalter, Woiwodschaftsverwaltung, Psychiatrische Anstalt, Dziekanka" auf die Anfrage einer Frau nach Verbleib des Ehemannes:

Ich nehme Bezug auf ihr Schreiben vom 11.1.1940 betreffend den Aufenthalt Ihres Ehemannes [...] Stefan M[.] [...] und teile Ihnen mit, dass laut Akten der Psychiatrischen Landesanstalt Dziekanka Ihr Ehemann aus Organisationsgründen in die psychiatrische Landesanstalt in Koscian verlegt wurde. Da [...] Koscian aufgelöst ist, wurde Ihr Ehemann in eine der psychiatrischen Anstalten im Generalgouvernement verlegt. Er wurde zusammen mit anderen Kranken für die Psychiatrische Anstalt in Tworki vorgesehen. Wegen Typhusverdacht wurde dieser Transport unterbrochen [und] d]ie Kranken in einem Sanatorium, dessen Namen hier nicht bekannt ist, interniert. Ihr Ehemann starb jedoch bereits während des Transportes. [...] Todesursache: Gehirnlähmung."[155]

---

152 Vgl. BAL B162/15613, Bl. 115; Abschlussbericht des Vorermittlungsverfahrens der StA Hildesheim gegen Unbekannt wegen Mordes/Beihilfe zum Mord in der Anstalt Kosten BAL B162/43425, Bl. 320; Einstellungsverfügung des Ermittlungsverfahrens gegen Dr. Friemert u. a. vom 14.04.1978, BAL B162/43425, Bl. 333.
153 Zeugenvernehmung von Kurt L. vom 06.03.1975, BAL B162/15600, Bl. 133f.
154 Vgl. Bericht über die Besichtigung der Heilanstalt Tiegenhof bei Gnesen am 20. Dezember 1939 durch Friemert u.a., BAL B162/15613, Bl. 64.
155 Bericht des polnischen Arztes Jan Gallus, BAL B162/25598, Bl. 36f.

Friemert konnte sich nach dem Krieg jedoch nicht daran erinnern, dass er aktiv die Todesursachen verschleiert hat, geschweige denn „daß in den Anstalten Tiegenhof und Wartha Geisteskranke getötet worden sind."[156] Die Besichtigungen der Anstalten Kosten (27.01.1940) und Tiegenhof (20.12.1939) auf dem Höhepunkt der „Räumung" sowie die Bemühungen den Angehörigen Nachforschungen über Art und Ort des Todes zu erschweren, sprechen stark dafür, dass er in seiner Position wesentlich verantwortlich war für die Vernichtungsmaßnahmen. Gerade nach den ersten Vernichtungsaktionen häuften sich die Anfragen an die Gauselbstverwaltung durch Angehörige. Spätestens ab dem 1. Februar 1940 entstand innerhalb von Friemerts Ressort daher eine *Zentrale Stelle für Krankenverlegungen* und ein *Sonderstandesamt* unter der Leitung des SS-Hauptsturmführers Otto Fischer. Während die *Zentrale Stelle* im Wesentlichen für die Koordination und Planung des Krankenmordes verantwortlich war, bestand die Aufgabe des *Sonderstandesamtes* darin, eben diese Morde durch fiktive Sterbeurkunden zu verschleiern. Die Scheinbehörde der *Zentralen Stelle* befand sich angeblich im Landeshaus in der Wilhelmstraße 29.[157] Unter dieser Anschrift war jedoch laut Gauplan nur das Amt für Kommunalpolitik auffindbar. Otto Fischer kam als ehemaliger hauptamtlicher Mitarbeiter des SD und ab 1939 Angehöriger des Einsatzkommandos (EK) 2 der Einsatzgruppe IV nach Polen. Die Einsatzgruppen resultierten aus dem Erlass vom 25. August 1939 des Reichssicherheitshauptamtes (RSHA). Im Hinblick auf den bevorstehenden Polenfeldzug wurde das Sonderreferat *Unternehmen Tannenberg* unter dem Amtschef Dr. Best gegründet. Es entstanden fünf Einsatzgruppen, die zunächst nach ihren Aufstellungsorten benannt wurden, seit dem 04. September 1939 jedoch römische Ziffern erhielten. Der spätere Oberpfleger in Tiegenhof, Otto Reich, kam als Angehöriger der Einsatzgruppe Dramburg (IV) unter der Leitung des Brigadeführers Beutel ebenfalls auf diesen Weg in den Reichsgau.[158] Die offizielle Aufgabe der EKs war die „Bekämpfung aller reichs- und deutschfeindliche[n] Elemente rückwärts der fechtenden Truppe."[159] Fischer war daher bereits vor seinem Antritt in der Gauselbstverwaltung vertraut mit Massenerschießungen, einer radikalen Volkstumspolitik und der Umsetzung nationalsozialistischer

---

156 Zeugenvernehmung Hans Friemert vom 22.08.1962 vor dem Landgericht Frankfurt a. M., zitiert nach: Klee, Ernst, Was sie taten – Was sie wurden, a. a. O., S. 221.
157 Bericht des polnischen Arztes Jan Gallus, BAL B162/25598, Bl. 41.
158 Vgl. Aktenvermerk der Zentralen Stelle Ludwigsburg vom 03.07.1973, BAL B162/15602, Bl. 26.
159 Krausnick, Helmut, Hitlers Einsatzgruppen. Die Truppen des Weltanschauungskrieges 1938–1942. Frankfurt a. M. 1985, S. 29.

Idealvorstellungen. Das waren Eigenschaften, die er in der Gauselbstverwaltung weiter ausbaute. Auf den Erlass des Reichsführer SS vom 7. November 1939, demzufolge in den „eingegliederten Ostgebieten" Staatspolizei-Leitstellen und Staatspolizei-Stellen errichtet werden sollten, folgte per Erlass vom 20. November 1939 die Auflösung der Einsatzgruppen. Die Angehörigen der Einsatzgruppen verteilten sich auf die neugegründeten SD und Staatspolizeistellen. Fischer hingegen schlug laut seiner Personalakte die Verwaltungslaufbahn ein. Bemerkenswert ist in diesem Zusammenhang, dass sein offizieller Beginn bei der Gauselbstverwaltung identisch ist, mit dem Zeitpunkt der Entstehung der *Zentralen Stelle* und des *Sonderstandesamtes*.[160]

Angestellte in der Gauselbstverwaltung gaben in ihren Zeugenaussagen an, von einem *Sonderstandesamt* nichts gewusst zu haben. So sagte der Zeuge Kurt L., der ab Dezember 1939 in der Gauselbstverwaltung beschäftigt war, dass „[e]s hieß (…), er [Fischer] sei mit „Sonderaufgaben" beschäftigt",[161] ein *Sonderstandesamt* selbst sei ihm jedoch nicht bekannt. Auch der Gauhauptmann Robert Schulz und ständiger Vertreter des Reichsstatthalters Greiser konnte sich an eine *Zentrale Stelle* und ein *Sonderstandesamt* nicht erinnern: „Über seine Tätigkeit im einzelnen [sic!] kann ich verständlicherweise keine genauen Angaben mehr machen. So ist mir u.a. aus der damaligen Zeit bestimmt keine Dienststelle unter der Bezeichnung „Zentralstelle für Krankenverlegung in Posen", der Fischer angeblich angehört haben soll, bekannt geworden."[162] Diese Aussagen verleiteten auch die Staatsanwaltschaft in ihren Ermittlungen dazu, den Täter- und Mitwisserkreis als recht klein zu bewerten.[163] Nach Sichtung der Aktenlage ist das jedoch recht unwahrscheinlich. Der Gauhauptmann Schulz und Fischer kannten sich seit 1933, als Fischer für diesen als Fahrer tätig war.[164] Zudem lagen ihre Büros in der Gauselbstverwaltung direkt gegenüber.[165] Dass Schulz von den Tätigkeiten Fischers wusste, beweist auch die Aussage von Herbert V., Beamter im Gauhauptamt, der folgendes über Fischer sagte:

---

160 Vgl. Lebenslauf Otto Fischer, BAB VBS 283/ 6010011141.
161 Zeugenvernehmung Kurt L. vom 06.03.1973, BAL B162/15615, Bl. 135. Inwieweit der Zeuge L. in vorherigen Vernehmungen den Namen und die Funktion Fischers absichtlich verschwieg, lässt sich nicht nachweisen, Vgl. BAL B162/15602, Bl. 31.
162 Zeugenvernehmung Robert Schulz vom 03.08.1972, BAL B162/15612, Bl. 75.
163 Vgl. Vorermittlungen der StA Hildesheim gegen Unbekannt zum Nachteil der Patienten in den Anstalten Wartha, Kosten und Schrimm wegen Beihilfe zum Mord, BAL B162/15600, Bl. 43ff.
164 Zeugenvernehmung Robert Schulz vom 03.08.1972, BAL B162/15612, Bl. 74.
165 Vgl. Zeugenvernehmung Kurt L. vom 06.03.1973, BAL B162/15600, Bl. 135.

> *"Meines Wissens führte er in Posen ein Standesamt. [...] Mir ist übrigens völlig schleierhaft, was ein Standesamt bei einem Gauhauptmann zu suchen hat. Als ich Fischer einmal danach fragte, meinte er: ‚Die in Posen schaffen es nicht alleine'."*[166]

Der hierarchische Aufbau der Gauselbstverwaltung setzte außerdem voraus, dass alle Eingänge und Aufträge letztlich über Friemerts Tisch gingen, der diese zumeist an Schulz weiterleitete.[167] Ähnliches lässt sich bei dem Zeugen Kurt L. feststellen, der, trotz der scheinbaren Unkenntnis über ein *Sonderstandesamt*, Bescheid wusste, dass die „Standesamtbücher"[168] der geräumten Anstalten Treskau und Kosten nach Posen zur Gauselbstverwaltung gekommen sind.[169] Seine wahrscheinliche Mitwisserschaft wird auch anhand von postalischen Anweisungen an Jobst, Leiter des Pflegepersonals der Anstalt Tiegenhof, deutlich. In der Zeit vom 2. Dezember 1942 bis 2. Februar 1943, finden sich mindestens drei Anweisungen in den Akten mit dem Betreff „Belegung des Anstaltsfriedhofes mit den evakuierten psychisch Kranken". Absender ist die *Zentralstelle für Krankenverlegung*, unterschrieben wurden die Anweisungen vom Zeugen Kurt L.[170] Auch außerhalb der Gauselbstverwaltung waren das *Standesamt* und die *Zentrale Stelle* bei dem führenden Personal der Anstalten bekannt. So berichtete Hermann Renfranz, Direktor der Anstalt Wartha, dass er wisse, „daß bei der Gauselbstverwaltung ein Sonderstandesamt bestand. Gesagt wurde das nie, man erfuhr es aber im Laufe der Zeit."[171] Vor diesem Hintergrund liegt es nahe, dass die Existenz und das Wissen über die Tätigkeit der *Zentralen Stelle* und des *Sonderstandesamtes* ein offenes Geheimnis in- und außerhalb der Gauselbstverwaltung war. Der rege Schriftverkehr zwischen Gauselbstverwaltung und Anstalten sowie der enorme Verwaltungsaufwand mussten den Mitwisser- und Mittäterkreis zwangsläufig erweitern. Gleichwohl waren Fischers „Sonderinstitutionen" nicht nur zuständig für die Abwicklung und Verschleierung von Tötungen, sondern auch maßgeblich an diesen beteiligt. Aufgrund mangelnder Personalpräsenz tauchte Fischer am 4. Juni 1941 in der Armenanstalt Srem auf und übernahm

---

166 Zeugenvernehmung Herbert V. vom 08.05.1963, BAL B162/15612, Bl. 136.
167 Vgl. Zeugenvernehmung Hans Friemert vom 28.8.1962, BAL Bl62/15611, Bl. 42.
168 Es ist naheliegend, dass mit dem Begriff „Standesamtbücher" die Journale und Krankenbücher der Anstalten gemeint sind, da Krankenhäuser noch keine standesamtliche Beurkundung betrieben.
169 Vgl. Zeugenvernehmung Kurt L. vom 22.3.1963, BAL B162/15611, Bl. 136.
170 Vgl. Bericht des polnischen Arztes Jan Gallus, BAL B162/25598, Bl. 43f.
171 Zeugenvernehmung Hans Hermann Renfranz vom 30.4.1979, BAL B162/43459, Bl. 202.

in der Funktion als temporärer Leiter der Anstalt die Vorbereitungen für die Deportationstransporte am 10./11. und 12. Juni 1941.[172]

In den gesichteten Akten finden sich auch einzelne Überbleibsel des Briefverkehrs zwischen der *Zentralen Stelle* und Angehörigen, die suggerieren, dass es verschiedene Mitarbeiter in der Behörde gab. Nachfolgend sollen zwei auszugshaft zitiert werden, um die Praxis des Tarnungsvorgangs hervorzuheben:

„*Bezugnehment [sic!] auf Ihr Schreiben vom 29.7.40. betr. Übersendung der Bekleidungsstücke und sonstige Gegenstände Ihrer am 25.1.40. [...] verstorbenen Tochter Hedwig [sic!] teile ich Ihnen mit, dass die angeforderten Gegenstände in den ersten Kriegstagen unter polniscger [sic!] Verwaltung verloren gegangen sind. Eine Zusendung ist daher nicht mehr möglich. Im Auftrage Tiemers*"[173]

Ein Auszug aus einem früheren Brief an die Mutter eines getöteten Patienten hat im Briefkopf als Absender die Adresse des Landeshauses, Wilhelmstraße 29 – der Adresse des *Sonderstandesamtes*:

„*Die angestellten Ermittlungen haben ergeben, dass Ihr Sohn Edmund S[.] [...] am 12.1.1940 aus organisatorischen Gründen in die Landesheilanstalt Kosten verlegt werden musste. Dort ist er nach Aktennachweis bereits am 15.2.1940 an einer plötzlich auftretenden und sehr schwer verlaufenden Lungenentzündung im Anschluss an Grippe verstorben. Die Beerdigung erfolgte auf dem Anstaltsfriedhof in Kosten. [...] I.A. Fiemer*"[174]

Der erste Auszug benutzt die vielverwendete Ausrede, dass die Habseligkeiten der Angehörigen bereits vor der deutschen Übernahme abhandengekommen seien, während der zweite Auszug den eigentlichen Tötungsort und -grund verschleiert. Richtige Nachforschungen wurden zweifelsohne nicht getätigt, vielmehr mussten Scheinbegründungen gefunden werden, die die Angehörigen nachvollziehen konnten und von weiteren Fragen abhielten. Bemerkenswert in diesem Zusammenhang sind auch die Namen der Angestellten Fiemer und Tiemers. Beide Namen sucht man vergebens im Angestelltenverzeichnis der Gauselbstverwaltung beziehungsweise in den Verwaltungsebenen der Anstalt

---

172 Insgesamt wurden 126 Personen mittels Gaswagen durch das Sonderkommando Lange ermordet. Vgl. Abschlussbericht der Zentralen Stelle Ludwigsburg vom 15. August 1973, BAL B162/15602, Bl. 27ff; Rieß, Volker, Die Anfänge, a. a. O., S. 349f.
173 Brief vom Reichsstatthalter, a.z. Landesheilanstalt Tiegenhof vom 18.9.1940, BAL B162/15604, Bl. 27.
174 Brief vom Reichsstatthalter, a.z. Landesheilanstalt Tiegenhof, ohne Datum, BAL B162/15604, Bl. 29.

Tiegenhof.[175] Es ergeben sich auch aus den staatsanwaltschaftlichen Ermittlungen keine anderen Mitarbeiter des Sonderstandesamtes außer Fischer. Zwar ist es nicht auszuschließen, dass es sich hierbei um reale Personen handelt, die Perfidität und der Drang zur Vertuschung legen aber nahe, dass es Scheinidentitäten Fischers waren. Da es innerhalb der polnischen Bevölkerung auch Gespräche über die Tötungen in der Heilanstalt Tiegenhof gab,[176] bot sich hier ein Ansatzpunkt, der die Seriösität der Scheinbehörde durch eine Vielzahl an Sachbearbeitern verstärkte.

Wie dargelegt existierte bei dem Ressort Gesundheitswesen der Posener Gauselbstverwaltung quasi eine kleine Euthanasie-Organisation, die völlig losgelöst von den Anweisungen Berlins agierte und vor allem agieren konnte.[177] Die radikalen Ansätze der Vertreter der Gauselbstverwaltung, allen voran die von Greiser, ergänzten sich gerade im Falle der Euthanasie fast ideal mit den Vorstellungen der Berliner Behörde.[178] Neben dem Gauaufbau und der Existenz

---

175 Vgl. Abschrift Anlagen 1 und 2 zum Protokoll vom 18.3.1963 durch Kurt L., BAL B162/14511, Bl. 138f.
176 Vgl. Zeugenvernehmung Käthe G. vom 13.05.1968, BAL B162/17377, Bl. 202.
177 Neben der „Euthanasie"-Organisation bei der Posener Gauselbstverwaltung existierte eine weitere Verwaltungsstelle im Warthegau, die für die Abwicklung des Krankenmordes zuständig war. Auch diese trug den Namen „Zentrale Stelle für Krankenverlegung" und wurde vermutlich noch vor Kriegsbeginn von Gauleiter Franz Schwede-Coburg im pommerschen Schneidemühl (Pila) gegründet. Ab November wurde der spätere Direktor der Mordanstalt Meseritz-Obrawalde, Walter Grabowski, Chef der Zentralen Stelle. Höchstwahrscheinlich befasste sie sich spätestens ab diesem Zeitpunkt mit Krankenverlegungen. Dafür spricht zumindest der Umzug nach Kosten. Im Laufe des Jahres zog sie dann nach Kalisz/Kalisch und bestand dort bis mindestens November 1941. Warum es demnach zwei verschiedene Verwaltungsstellen gab, die mit der Koordination des Krankenmordes vertraut waren, lässt sich aus den Akten und der Forschungsliteratur nicht rekonstruieren. Die Möglichkeit, dass sich die Verwaltungsstelle unter Grabowski primär mit dem Krankenmord in Pommern befasste, während die Posener Behörde dies für den Warthegau tat, liegt jedoch nahe. Vgl. Aly, Götz, Medizin gegen Unbrauchbare, in: Aussonderung und Tod. Die klinische Hinrichtung der Unbrauchbaren (Beiträge zur nationalsozialistischen Gesundheits- und Sozialpolitik, Bd. 1), Berlin 1985, S. 20: Vgl. Rieß, Volker, Die Anfänge, a. a. O., S. 345f; Vgl. Alberti, Michael, Die Verfolgung, a. a. O., S. 332. Auch Tiegenhof erhielt ein eigenes Standesamt. Alle Urkunden über die normalen Todesfälle wurden jedoch beim tatsächlichen Standesamt in Gnesno ausgefertigt. Vgl. Bericht des polnischen Arztes Jan Gallus, BAL B162/25598, Bl. 40.
178 Vgl. Rieß, Volker, Zentrale und dezentrale Radikalisierung, a. a. O., S. 140.

von „Sonderorganisationen" zur Abwicklung des Krankenmordes gab es auch eine wichtige dritte Stütze, die die frühe Vernichtung von Psychiatrieinsassen bedingte. Während von Greiser die ideologische Vorgabe kam und vom Ressort im Gesundheitswesen die Koordination und Abwicklung des Krankenmordes organisiert wurde, war mit der praktischen Durchführung der Tötungen ein eigens hierfür gegründetes SS-Sonderkommando zuständig.

3.3 Das gaueigene SS-Sonderkommando Lange

Die Vernichtung von Anstaltsinsassen im Reichsgau Wartheland begann spätestens in der zweiten Oktoberhälfte mit der Räumung der Anstalt Treskau (Owinska). Während die nachfolgenden Tötungen in den psychiatrischen Anstalten dem Sonderkommando Lange zuzurechnen sind, kann das für Treskau nicht behauptet werden. Der Großteil der Patienten wurde von den Tätern erschossen, während das bevorzugte Tötungsmittel des Sonderkommandos die Vernichtung durch einen mobilen Gaswagen war. Gerade in den Ermittlungen der Staatsanwaltschaft Hildesheim zeigt sich eine verkürzte Logik, die von der Verantwortung für die Krankentötung des Sonderkommandos Lange mittels Gaswagen darauf zurückschloss, dass auch dieses verantwortlich gewesen sei für die Massenerschießungen in Treskau.[179] Vor dem Hintergrund, dass über Gründung und Entstehung des Sonderkommandos nahezu nichts bekannt ist – sowohl juristisch als auch historiographisch – wirkt das Handeln der Staatsanwaltschaft zu vorschnell.[180] Während sich zu diesem Zeitpunkt die Täter demnach noch nicht eindeutig identifizieren ließen, lässt sich mit Bestimmtheit sagen, dass das Sonderkommando unter Herbert Lange spätestens von Dezember 1939 bis Juli 1941 für die Krankentötungen im Warthegau verantwortlich war.[181] Da es keine schriftliche Berufung zur Aufstellung des Sonderkommandos gibt, geschweige denn Zeugenaussagen hierzu, lässt sich ein ungefährer Beginn nur erahnen.

---

179 Abschlussbericht der StA Hildesheim zum Vorermittlungsverfahren der Tötung von Geisteskranken in den Gauheilanstalten Treskau, Kosten, Wartha, Schrimm, BAL B162/15600, Bl. 110.
180 Wesentlich sinnvoller erscheint Rieß Ansatz, der die Tätergruppe beim Einsatzkommando VI verortet, welches jedoch keinen gezielten Auftrag zur Tötung von Geisteskranken gehabt haben dürfte. Vgl. Rieß, Volker, Die Anfänge, a. a. O., S. 268f.
181 Ermittlungsergebnisse der ZSL über die Geschichte des SK Lange, BAL B162/15606, Bl. 127f.

Aufschluss und Intention der Bildung des Sonderkommandos kann jedoch der Lebensweg Herbert Langes geben.

Herbert Lange wurde am 29. September 1909 in Menzlin/ Vorpommern geboren. Bereits vor seinem Beitritt zur NSDAP am 1. Mai 1932 habe er sich laut späterem Gutachten „vor der Machtübernahme aktiv für die Bewegung eingesetzt."[182] Bevor er im März 1933 zur SS wechselte, trat er zuvor noch der SA bei.[183] Aus den Akten geht ebenfalls hervor, dass Lange Jura studierte, dies dann aber abbrach.[184] Grund hierfür war wahrscheinlich die Einberufung als Kriminalangestellter der Staatspolizeistelle Stettin.[185] Ab 1. September 1935 war er Kriminalkommissar auf Probe in der Stapoleitstelle Aachen im Rang eines SS-Rottenführers. Als knapp Dreißigjähriger und mittlerweile im Range eines SS-Untersturmführers wurde er zum Einsatz nach Polen abgeordert.[186] Ähnlich wie Fischer kam auch Lange mit einer Einsatzgruppe nach Polen. Die EG VI, die spätestens am 12. September 1939 in Frankfurt/ Oder stationiert war und am nächsten Tag nach Posen verlegt wurde, unterstand dem SS-Oberführer Erich Naumann[187] und gliederte sich in drei Gruppenstäbe: Gruppenstab SD, Gruppenstab Kripo und Gruppenstab Stapo.[188] Leiter des letzteren war Kriminalkommissar Herbert Lange.[189] Nach Auflösung der Einsatzgruppen bzw. Einsatzkommandos und der Errichtung von Staatspolizeistellen, kam Lange zur Stapoleitstelle Posen. Die zunächst geringe Zahl der Beamten führte wohl dazu, dass er bei der Posener Stelle in den verschiedensten Kommissariaten tätig wurde. So gibt der stellvertretende Leiter der Gestapostelle Posen Dr. Alfred Trenker an, dass Lange sowohl das Sachgebiet IIE (Wirtschaftsangelegenheiten) und IIG (Verbrechen an der deutschen Bevölkerung durch Polen vor und bei Beginn des Krieges) in Personalunion bearbeitete.[190] Neben den beiden Hauptsachgebieten

---

182 Ehemals BDC jetzt BAB VB2 283/6130014355, Bl. 2.
183 Lebenslauf Hermann Lange, ebd. Bl. 5.
184 Vgl. BAB/ VBS 286/6400025425, Bl. 1.
185 Vgl. Alberti, Michael, Die Verfolgung, a. a. O., S. 329.
186 Seine Beförderung erfolgte am 9. November 1938, Vgl. Lebenslauf Hermann Lange, BAB VB2 283/6130014355, Bl. 5.
187 Während Rieß Naumanns Rang mit SS-Standartenführer angibt, geht die ZSL vom Rang eines SS-Oberführers aus. Vgl. Rieß, Volker, Die Anfänge, a. a. O., S. 267.
188 Ebd.
189 Vgl. Zusammenfassung der StA Hildesheim, BAL B162/15603, Bl. 21.
190 Vgl. Zeugenvernehmung Alfred Trenker vom 15.5.1961, BAL B162/15612, Bl. 147. Alberti benennt in seiner Abhandlung das zweite Kommissariat mit IIC, in den vorliegenden Akten wird dieses jedoch immer nur unter dem Namen IIG geführt. Vgl. Alberti, Michael, Die Verfolgung, a. a. O., S. 329.

war er zugleich zuständig für die „Evakuierung" der polnischen Intelligenz ins Generalgouvernement, den Kommissariaten für Ausländerwesen, für polnischen Kommunismus sowie für polnische Arbeitskräfte im „Altreich".[191] Inwiefern die Vielzahl seiner Aktivitäten entscheidungsgebend für seine Vorgesetzten war, ihn für Sonderaufgaben zu berufen, lässt sich nicht gänzlich klären. Es ist jedoch stark davon auszugehen, dass zwei weitere wesentliche Aufgaben ihn als geeigneten Kandidaten für die Bildung eines Sonderkommandos erscheinen ließen. So hatte er neben den verschiedenen Ressorts auch zeitweilig das Kommando der Leibwache Greisers inne.[192] Spätestens ab diesem Zeitpunkt kann angenommen werden, dass Lange immenses Vertrauen genoss und mit den wichtigsten Befehlshabern im Wartheland vertraut war. Das spiegelt sich vor allem in der Funktion als Lagerkommandant des Anfang Oktober 1939 errichteten Konzentrationslagers und späterer Vergasungsstätte im Fort VII in Posen wider. In diese Zeit fielen die ersten Vergasungsversuche mit Zyklon B und Kohlenmonoxid unter der Aufsicht von Dr. August Becker, Chemiker des Kriminaltechnischen Instituts des Reichssicherheitshauptamtes.[193] Sie dienten höchstwahrscheinlich der Entscheidungsfindung über das „geeignete" Tötungsmittel für die Euthanasie-Aktion im Reich. Herbert Lange und mit ihm Angehörige der Einsatzgruppe VI waren an diesen Versuchen direkt beteiligt, sie wählten insbesondere die Opfer für die Vergasungen aus.[194] Den engen Zusammenhang zwischen RSHA, Probevergasungen und der Entstehung des Sonderkommandos Lange betont auch Dr. Alfred Trenker. Als er Anfang Mai 1940 erstmalig auf Lange traf erklärte dieser ihm, dass er neben seinen Sachgebieten „mit der Aufstellung eines Sonderkommandos befasst sei."[195] Aufgabe des Sonderkommandos sei es gewesen, „Vergasungen von Juden, Zigeunern, staatsfeindlichen Polen u.ä. durchzuführen."[196] Diesbezüglich müsse er des Öfteren nach Berlin fahren um dort bei der Fahrbereitschaft des RSHA Besprechungen über den „geeigneten Typ von Vergasungswagen [zu] führen."[197] Lange selbst habe daher nicht der Stapoleitstelle Posen unterstanden, sondern dem Chef der Sicherheitspolizei mit

---

191 Vgl. Ermittlungsergebnisse der ZSL über die Geschichte des SK Lange, BAL B162/15606, Bl. 126.
192 Dossier Herbert Lange, BAB VB2 283/6130014355, S. 23.
193 Auf das Fort VII wird in einem späteren Kapitel noch einzugehen sein. Vgl. Rieß, Volker, Zentrale und dezentrale Radikalisierung, a. a. O., S. 135.
194 Vgl. Zeugenvernehmung Henryk Mal. vom 20.7.1967, BAL B162/ 43458, Bl. 37.
195 Zeugenvernehmung Alfred Trenker vom 15.5.1961, BAL B162/15612, Bl. 148.
196 Ebd.
197 Ebd.

Befehls- und Berichtsweg über das RSHA.[198] So seien lediglich die Gehälter des Sonderkommandos aus der Kasse der Posener Dienststelle gezahlt worden.[199] Es ist jedoch unwahrscheinlich, dass der Mai 1940 als Ursprung einer Neuaufstellung des Sonderkommandos gewertet werden kann. Lange bezog sich in seinen Ausführungen gegenüber Trenker wohl vielmehr auf einen anstehenden Einsatz seines Mordkommandos in Ostpreußen. Die Geburtsstunde des Sonderkommandos muss daher in etwa auf Ende Oktober 1939 datiert werden und demzufolge kurz nach den ersten Vergasungen im Posener Fort VII.

Aus regionalem Blickwinkel waren für die Erstellung des Sonderkommandos daher der Höhere SS- und Polizeiführer (HSSPF) Wilhelm Koppe, späterer Stellvertreter Greisers und der Inspekteur der Sipo und des SD, Ernst Damzog, verantwortlich.[200] Beide wurden vom RSHA wahrscheinlich direkt beauftragt. Inwiefern Koppe die Befehle eigenhändig an das Sonderkommando weiterleitete oder ob dies in Absprache mit Gauleiter Greiser geschah, lässt sich ebenfalls nicht eindeutig klären. Greiser war jedoch definitiv involviert in die Befehlskette. So berichtete er Himmler zur Auflösung des Sonderkommandos im März 1943:

„Ich habe vor einigen Tagen das frühere Sonderkommando Lange, das heute unter dem Befehl des SS-Hauptsturmführers Kriminalkommissar Bothmann steht und als Sonderkommando in Kulmhof, Kreis Warthbrücken, seine Tätigkeit am Ende d. Mts. einstellt, besucht, und dabei eine Haltung der Männer des Sonderkommandos vorgefunden, die ich nicht verfehlen möchte, Ihnen, Reichsführer SS, zu gefälligen Kenntnis zu bringen. Die Männer haben nicht nur brav und in jeder Beziehung konsequent die ihnen übertragene schwere Pflicht erfüllt, sondern darüber hinaus auch noch haltungsmäßig bestes Soldatentum repräsentiert."[201]

Auch wenn die Befehlswege nicht einwandfrei rekonstruiert werden können, zeigt sich dennoch, dass das Sonderkommando nach höheren Vorgaben handelte. Vor diesem Hintergrund ist der Entschluss zur Räumung der Anstalten im Wesentlichen bei Greiser und Koppe zu lokalisieren. Die Vermutung der Staatsanwaltschaft Hildesheim, dass das Sonderkommando „völlig selbstständig gearbeitet hat und weder von den Leitern der Heilanstalten, noch von der Gauselbstverwaltung Posen Befehle entgegengenommen hat"[202], muss als falsch

---

198 Vgl. Zeugenvernehmung Alfred Trenker vom 21.3.1962, BAL B162/15612, Bl. 156.
199 Vgl. Zeugenvernehmung Alfred Trenker vom 22.07.1977, BAL B162/15600, Bl. 216.
200 Vgl. Friedlander, Henry, Der Weg, a. a. O., S. 232.
201 BAB NS 19/2635, Bl. 4. Zitiert nach: Beer, Mathias, Gaswagen. Von der „Euthanasie" zum Genozid, in: Morsch, Günther/ Perz, Bertrand (Hrsg.), Neue Studien, a. a. O., S. 153.
202 Zusammenfassung der StA Hildesheim bzgl. der Aktivitäten der Gauselbstverwaltung, BAL B162/43458, Bl. 58.

gewertet werden. Nicht nur weil Greiser aus Gründen der Chronologie auf bereits gebahnten Weg daran beteiligt sein musste, sondern gerade weil bei der Verbindung von Greiser und Koppe der einzige Schnittpunkt lag, der sowohl Zugriff auf das Anstaltswesen als auch auf die SS-Verbände in einem Moment zuließ.

Ähnlich irrtümlich zeigen sich auch die Ermittlungen der Staatsanwaltschaft hinsichtlich der Stärke des Sonderkommandos, die mit 15 Angehörigen der Sicherheitspolizei und 60 Mann der Schutzpolizei angegeben werden.[203] Auch hier wiederholt sich eine Erkenntnis, die von späteren Ereignissen auf die Vorgänge der Jahre 1939/40 zurückschloss.[204] Trotz etlicher Zeugenaussagen, die bei Deportationen in den Heilanstalten, lediglich 4–5 Männer eines SS-Kommandos sahen, revidierte die Staatsanwaltschaft die Vermutung bis in das Jahr 2000 nicht. Die eigentliche Stärke des Sonderkommandos lag eher bei 12 bis 15 Mann, die alle den Stapoleitstellen Posen und Łódź angehörten.[205] So hatten die Mitglieder des Sonderkommandos bei der Räumung von Anstalten neben der SS-Uniform auch Verpflegungsmarken mit dem Aufdruck „Sonderkommando Posen, Ritterstraße, Gestapo".[206] Neben Lange ist einzig Wendelin Seith, SS-Oberscharführer und Kriminalangestellter in Posen, bekannt.[207] Weitere 16 etwaige Mitglieder des Sonderkommandos können aufgrund einer Vorschlagsliste zur Verleihung des Verdienstkreuzes 2. Klasse mit Schwertern vom 20. Januar 1942 nur erahnt werden.[208] Inwiefern dem Zeugen Trenker, der angab, dass „Leute des Lange jedoch

---

203 Vgl., ebd.; Vgl. Vfg. der StA Hildesheim vom 29.12.1978, BAL B162/25598, Bl. 104.
204 Es dürfte sich bei dieser Personenzahl vielmehr um das neuaufgestellte und wesentlich erweiterte Sonderkommando ab Herbst 1941 handeln, das dann in Kulmhof unter Bothmann aktiv war. Vgl. Die Geschichte des Sonderkommandos Lange/Bothmann, BAL B162/15606, Bl. 127.
205 Lediglich die Untersuchung von Milczarek geht von einer Personenzahl von 24 aus. Vgl. Milczarek Jan, Wymordowanie chorych psychicznie w Warcie (=Die Ermordung der Geisteskranken in Wartha), in: Przeglad lekarski, 36 (1979), Nr. 1, S. 116.
206 Vermerk der StA Hildesheim, BAL B162/43459, Bl. 159.
207 Vgl. Schreiben der StA Hildesheim vom 25.2.1975, BAL B162/15600, Bl. 122; BAL B162/15603, Bl. 21. Seith war von 1939 bis 1941 Mitglied des Sonderkommandos. In seinem Lebenslauf steht: „Als Angehöriger des Sonderkommandos Lange machte ich nach den Evakuierungen die Standgerichte, deren Vollzug usw. sowie die Verlegungen der Heilanstalten mit." Lebenslauf Seith, BAL B162/15606, Bl. 135.
208 Dabei handelt es sich um SS-Oberscharführer und Kriminalangestellten Alfred Brehm (*10.10.1907 in Bremen), der ebenfalls im Referat IIE arbeitete, Ludwig Braun (*1.11.1900 in Ech/Bayern), Paul Budrich (*25.10.1904 in Elbing), Anton Dörflein (*2.7.1902 in Helzlos), Otto Hoppel (26.4.1900 in Aderstedt), Herbert

personalmäßig nicht zu unserer Dienststelle gehörten"[209] tatsächlich die anderen potentiellen Mitglieder unbekannt waren, lässt sich nicht endgültig klären. Zumindest müsste ihm als stellvertretendem Leiter die gleichzeitige Abwesenheit einiger Mitarbeiter und Lange aufgefallen sein.

Dass die Gaskammer im Posener Fort VII nur relativ kurz betrieben wurde und ab Januar 1940 von einem Gaswagen, dem Spezifikum des Sonderkommandos Lange, abgelöst wurde, spricht zugleich für die experimentelle Suche nach einem geeigneten Tötungsinstrument. Die Entwicklung des Gaswagens lief jedoch stets parallel zu den Versuchen der stationären Vergasungsanstalten. So berichtet der Oberscharführer Gustav Sorge, der Arbeitsdienstführer war und Häftlinge für das Kraftwerkzeugamt der Waffen-SS in Sachsenhausen abstellte, das bereits im Spätsommer 1938 in den Werkstätten Gaswagen gebaut wurden:

> *„In dieser Werkstatt wurden, daß kann ich mit bestimmheit [sic!] behaupten, sogenannte Gaswagen umgebaut. Der Umbau bestand darin, daß Anschlüsse für Gaasschläuche [sic!] eingebaut werden [sic!], die auf der einen Seite an die Ausspuffrohe [sic!] eingeschlossen [sic!] wurden, und über eine Anschlußstelle im Fahrzeug die Ausspuffgase [sic!] in das Wagenirere [sic!] leitete[n]."*[210]

Neben der Lieferung eines Gaswagens nach Stettin, wurden weitere Gaswagen zum Bataillon Sauer in Posen und dem sogenannten Aussiedlungsstab, ebenfalls in Posen, gebracht. Diese Lieferungen sollen bis spätestens Ende Juni 1940 stattgefunden haben.[211] Aus den vorliegenden Akten geht hervor, dass das Sonderkommando im Besitz von drei dieser Gaswagen war, wobei zwei ständig eingesetzt wurden und der dritte nur vorübergehend.[212] Mindestens einer dieser Wagen trug die Aufschrift „Kaiser's Kaffee Geschäft", was die primären Absichten der mobilen Vergasungsstätten verschleiern sollte. Neben den Gaswagen

---

Icker (*29.9.1912 in Neusalz/Oder) Horst Kieseleit (*19.7.1911 in Königsberg), Helmut Krause (*22.8.1916 in Tilsit), Friedrich Krzisch (*13.7.1900 in Wien), SS-Oberscharführer Jakob Lohr (*16.2.1911 in Eisenberg/Pfalz), SS—Obersturmführer und Kriminalsekretär Wilhelm Meissner (*7.9.1906 in Brüggen) Kriminalsekretär Albert Plate (*31.12.1903 in Rüstringen, Kreis Wilhelmshaven), der wie Lange bei der Stapostelle Aachen war und späterer stellvertretender Leiter des Vernichtungslagers Kulmhof, Karl Prieler (*1.11.1914 in Wien), Claus von Rode-Diezelsky (*19.8.1909 in Berlin), Gebhard Schäfer (*27.3.1905 in Posen), Helmut Wollatz (*13.9.1916 in Elmshorn). Vgl. Alberti, Michael, Die Verfolgung, a. a. O., S. 330.
209 Zeugenvernehmung Alfred Trenker vom 22.7.1977, BAL B162/15600, Bl. 216.
210 Zeugenvernehmung Gustav Sorge vom 7.3.1962, BAL B162/15612, Bl. 34.
211 Ebd., Bl. 35.
212 Vgl. Zusammenfassung der StA Hildesheim, BAL B162/15603, Bl. 25.

kamen auch mehrere Lastkraftwagen und ein Omnibus zum Einsatz, die zumeist von Zivilfahrern geführt wurden. Es ist jedoch anzunehmen, dass diese Fahrzeuge nur zu Beginn des Sonderkommandos eingesetzt wurden, höchstwahrscheinlich für den Transport in das Posener Fort VII.[213] Die Hinwendung zu den Gaswagen ist wohl der perfiden Logik geschuldet, dass die Gaswagen der leichteren, kostengünstigeren und unauffälligeren Tötung dienten. Vor diesem Hintergrund waren es auch primär transportökonomische Gründe, die die Tötungswagen, so zynisch das klingen mag, als „bessere" Alternative erscheinen ließen. Langes Sonderkommando sollte diese neue Form des Mordens bei den Krankentötungen wahrscheinlich praktisch erproben und im Dauereinsatz auf ihre Eignungsfähigkeit testen.[214]

Die ersten Tötungen mit dem Gaswagenprototyp fanden ab Januar 1940 statt. Betroffen waren zunächst die restlichen nichtdeutschen Patienten der Anstalt Tiegenhof. Insgesamt wurden in Tiegenhof im Dezember 1939 und im Januar 1940 mindestens 1043 Menschen ermordet.[215] Danach wurde die Anstalt Kosten (Koscian) noch im Januar 1940 „geräumt". Sie diente danach zunächst als Sammelpunkt für zu tötende Patienten aus den Heimen Schrimm (Srem), und Storchnest (Osieczna). Nachdem aus den pommerschen Anstalten Lauenburg, Treptow, Ueckermünde, Meseritz-Obrawalde Patienten nach Kosten gebracht wurden, fielen auch diese dem Sonderkommando zum Opfer.[216] Für die Tötung musste die Anstalt Kosten dem SS-Stab in Stettin 14.700 Reichsmark zahlen.[217] Es handelt sich hierbei um mindestens weitere 2.882 Patienten.[218] Im Februar 1940 quartierte sich das Sonderkommando im psychiatrischen Krankenhaus Kochanowka bei Litzmannstadt (Łódź) ein und tötete dort die Bewohner zweier Altersheime in Litzmannstadt, sowie die Patienten der Heil- und Pflegeanstalten Helenowek und Pabianice.[219] Im März 1940 erfolgte die Vergasung von 600 Patienten des Krankenhauses. Anfang April wurden darauf 499 Patienten der Heilanstalt Wartha (Kalisz) durch das Sonderkommando ermordet. Ähnlich wie

---

213 Vgl. Rieß, Volker, Zentrale und dezentrale Radikalisierung, a. a. O., S. 135.
214 Vgl. Beer, Matthias, Die Entwicklung der Gaswagen beim Mord an den Juden, in: Vierteljahreshefte für Zeitgeschichte 35 (1987), S. 406.
215 Vgl. Bericht des polnischen Arztes Jan Gallus, BAL B162/25598, Bl. 37.
216 Vgl. Stanislaw Nawrocki, Polizeiterror im Wartheland 1939–1945, BAL B162/15613, Bl. 21.
217 Vgl. B162/15602, Bl. 41.
218 Vgl. Alberti, Michael, Die Verfolgung, a. a. O., S. 331.
219 Vgl. Rieß, Volker, Zentrale und dezentrale Radikalisierung, a. a. O., S. 136.

in Tiegenhof wurden zuerst die jüdischen Patienten getötet.[220] Die Effizienz des Sonderkommandos führte dazu, dass es in der Zeit vom 21. Mai 1940 bis 8. Juni 1940 nach Ostpreußen ausgeliehen wurde. So schrieb Koppe rückblickend am 18.Oktober 1940:

> „Das mir für besondere Aufgaben unterstellte ... Sonderkommando Lange war ... nach Soldau in Ostpreussen abkommandiert und hat während dieser Zeit vom Durchgangslager Soldau aus 1558 Kranke evakuiert."[221]

In das Lager Soldau wurden zwischen Mai und Juni 1940 alle Patienten eingeliefert, die zur Räumung der ostpreußischen Heil- und Pflegeanstalten getötet werden sollten. Es handelt sich dabei um die Anstalten Allenberg, Tapiau, Kortau und Carlshof.[222] Neben den 1.558 deutschen Ermordeten wurden auch zwischen 250 und 300 polnische Patienten ermordet.[223] Koppe forderte für den Einsatz seines Sonderkommandos 10 Reichsmark pro Ermordeten vom HSSPF Ostpreußens Wilhelm Redieß. Redieß und Gauleiter Erich Koch wiederum bedankten sich beim Sonderkommando mit Sachgeschenken in Form eines Bernsteinkästchens, das, so Seith, „ausser [sic!] dem unvergesslichen Kameradschafts- und Abschiedsabend in Soldau die einzige Anerkennung unseres Einsatzes ist."[224] Da die meisten Anstalten zu diesem Zeitpunkt leergemordet waren und wahrscheinlich vor dem Hintergrund einer ‚Entlastung' des Sonderkommandos, verlebte es nach den Ermordungen in Ostpreußen einen gemeinsamen Urlaub in Holland.[225]

Es dauerte knapp ein Jahr, bis das Sonderkommando am 9. Juni 1941 wieder aktiv wurde. Ca. 70 Personen aus Gasten (Gostynin) wurden an diesem Tag in das bereits ein Jahr zuvor betroffene Schrimm gebracht. Sie wurden wie 56 Behinderte und Gebrechliche aus Schrimm selbst vom 10. bis 12. Juni

---

220 Vgl. Stanislaw Nawrocki, Polizeiterror im Wartheland 1939–1945, BAL B162/15613, Bl. 22; Ermittlungsergebnisse der ZSL über die Geschichte des SK Lange, B162/15606, Bl. 127; Alberti, Michael, Die Verfolgung, a. a. O., S. 331.
221 Beweisergebnisse der ZSL, die das Sonderkommando Lange betreffen, BAL B162/15606, Bl. 134.
222 Vgl. Zusammenfassung der StA Hildesheim, ohne Datum, BAL B162/15603, Bl. 23.
223 Vgl. Friedlander, Henry, Der Weg, a. a. O., S. 233.
224 Schreiben des SS-Oberscharführers Seith an SS-Obergruppenführer Redieß, BAL B162/15606, Bl. 135.
225 Vgl. Ermittlungsergebnisse der ZSL über die Geschichte des SK Lange, BAL B162/15606, Bl. 127.

per Gaswagen ermordet.[226] Noch im selben Monat wurden die Pensionäre der St. Josefanstalt in Posen für eine Nacht nach Tiegenhof gebracht. Am nächsten Tag wurden auch sie durch das Sonderkommando vergast. Neben Wartha, wo das Sonderkommando am 16. Juni 1941 noch einmal 81 Geisteskranke deportierte und höchstwahrscheinlich tötete, fielen am 3./4. Juni und am 3. bis 5. Juli noch einmal 158 Patienten der Anstalt Tiegenhof dem Sonderkommando zum Opfer.[227] Insgesamt lässt sich die Zahl der ermordeten Personen allein im Wartheland auf ca. 6.000 schätzen.[228] Darunter befanden sich auch mindestens 681 Menschen aus den pommerschen Anstalten. Neben diesen ermordete das SS-Sonderkommando Lange noch mindestens 1.808 Anstaltsinsassen Ostpreußens. Inwiefern der „Euthanasie"-Stopp vom 24. August 1941 die Auflösung des Sonderkommandos bedingte oder ob es der Aufbau der Gaswagenstation in Kulmhof mit einem neuen größeren Kommando zur Vernichtung der wartheländischen Juden war, lässt sich nicht endgültig sagen. Langes Tätigkeit brachte ihm innerhalb kürzester Zeit zumindest etliche Beförderungen ein. Wurde er am 20. April 1940 erst zum Obersturmführer ernannt, erhielt er anderthalb Jahre später, am 1. September 1941, außerplanmäßig die Beförderung zum SS-Hauptsturmführer.[229] Bevor die Ermordung der wartheländischen Juden im Spätsommer 1941 beschlossen wurde, konnte die wartheländische Führung daher bereits auf das im Massenmord mittels Gas erfahrene SS-Sonderkommando zurückblicken. Die Erfahrungen im Umgang und die Tötung mittels Gaswagen ließ die Anzahl der jüdischen Opfer ab Ende 1941 drastisch steigen.[230]

---

226 Vgl. Kulikowska, Anna, Erinnerungen an das psychiatrische Krankenhaus in Gostynin während der Okkupationszeit, in; Aly, Götz (Hrsg.), Aktion T4 1939–1945. Die „Euthanasie"-Zentrale in der Tiergartenstraße 4, Berlin 1987, S. 45f; Vgl. Rieß, Volker, Zentrale und dezentrale Radikalisierung, a. a. O., S. 136.
227 Vgl. Bericht des polnischen Arztes Jan Gallus, BAL B162/25598, Bl. 37f.
228 Vgl. Stanislaw Nawrocki, Polizeiterror im Wartheland 1939–1945, BAL B162/15613, Bl. 22.
229 Beförderungsvorschlag Herbert Lange, BAB VBS/286/6400025425, Bl. 2.
230 Allein von Ende 1941 bis Frühjahr 1943 wurden mindestens 145.000 Juden mittels Gaswagen durch das neugegründete Sonderkommando Kulmhof getötet. Im März 1942 wurde Lange ins Amt IV (Gestapo) des RSHA versetzt. Seinen Posten in Kulmhof übernahm dann Bothmann. Im Juni erfolgte seine Beförderung zum Kriminalrat, im Oktober erhielt er das Kriegsverdienstkreuz I. Klasse mit Schwertern, die höchste Stufe des KVK. Ab Mitte 1944 führte er im RSHA das Amt IV E 3 und leitete die Ermittlungen im Falle des missglückten Hitler-Attentates vom 20. Juli. Am 1.10.1944 erhielt er die außerplanmäßige Beförderung zum

Die hier geschilderten Mordaktionen hatten nicht nur ihren Ursprung im rassistischen und sozialdarwinistischen Denken der Nationalsozialisten, sondern waren wesentliches Resultat der institutionellen Gegebenheiten des Reichsgau Warthelands. Die gaueigene Tötungsschwadrone unter Herbert Lange, die Miniatur-„Euthanasie"-Organisation unter Otto Fischer und die radikale Volkstumspolitik Arthur Greisers ließen das Reichsgau Wartheland bei der Tötung von „Lebensunwerten" weitgehend autark agieren und zeigten sich in der Praxis aufgrund der Voraussetzungen weitgehend radikal. Dies entsprach zugleich den Verhältnissen eines hauptsächlich polnisch geprägten Gaues, bei dem die Hemmschwelle gegenüber „Minderwertigen" für die Spitzen der NS-Führung aus der rassistischen Überzeugung niedriger liegen musste. Das Zusammenspiel aller drei Faktoren bedingte den frühen Krankenmord wesentlich. Welche Auswirkungen das auf die regionale Heil- und Pflegeanstalt Tiegenhof in den Jahren 1939 bis 1945 hatte, soll im Fokus der nachfolgenden Betrachtung stehen. Die Frage richtet sich dabei vor allem danach, wie unabhängig von der Berliner Zentrale die Tötungen wirklich stattfanden.

SS-Sturmbannführer. Das Reichssicherheitshauptamt schrieb in die Beurteilung: „Lange sei ein fachlich gut qualifizierter Beamter [...], der sich besonders während des Polenfeldzuges bewährt hat[te]." Lange starb im Mai 1945, wahrscheinlich als Mitglied eines SS-Kampfbataillons bei den Endkämpfen um Berlin. Zu Langes Lebenslauf: Vgl. Beförderungsempfehlung Herbert Lange BAB VBS/286/6400025425, Bl. 2; Zur Geschichte des Sonderkommandos Lange/ Bothmann/ Kulmhof: BAL B162/15606, Bl. 128f; zum Tod Langes: Befragung von Martha T. (Schwiegermutter von Herbert Lange) vom 27.10.1960, BAL B162/15611, Bl. 109.

4. Das Sterben beginnt – Die Heil- und Pflegeanstalt Tiegenhof bis Herbst 1941

4.1 Historischer Abriss und Abtransporte im Dezember 1939

Im Zuge des Ausbaus der psychiatrischen Krankenhäuser Preußens wurde die Anstalt Dziekanka in den Jahren 1891 bis 1894 in Form eines Pavillon-Systems errichtet. Die Anstalt lag knapp 2,5 Kilometer von Gnesen entfernt, direkt an der Straße nach Posen.[231] Das Einzugsgebiet erstreckte sich daher über den Regierungsbezirk Bromberg und sieben weitere Kreise des Regierungsbezirkes Posen.[232] Bereits 1897 behandelte die Anstalt knapp 600 Patienten und Patientinnen, eine Zahl, die bis 1919 konstant blieb.[233] Das Anstaltswesen inklusive Namen wurde nach dem Ersten Weltkrieg durch die polnische öffentliche Hand übernommen und weitergeführt. Neuer Anstaltsdirektor wurde Aleksander Pietrowski unter dessen Leitung Dziekanka zu einer der fortschrittlichsten Anstalten Polens im Bereich der Heil- und Pflegetherapie geisteskranker Menschen wurde. So wurden fortan die Gitter von den Fenstern entfernt, auf die Anwendung repressiver Methoden verzichtet und eine breit angewandte Beschäftigungstherapie implementiert.[234] Hinzu kam, dass die Sterblichkeitsrate bis 1939 gerade einmal bei 1–2% der gesamten Patientenzahl lag. Damit besaß Dziekanka nicht nur die niedrigste Sterblichkeitsziffer Polens, sondern eine der niedrigsten weltweit.[235] Vergleicht man diese Situation mit der eingangs geschilderten Lage der Psychiatrien in Deutschland lassen sich eklatante Unterschiede feststellen. Nach dem Tod Pietrowskis 1934 übernahm der Schlesier Dr. Viktor Ratka die Leitung der Anstalt. Ratka studierte Medizin in Freiburg und promovierte 1922. Nach mehreren Aufenthalten als praktizierender Arzt in Deutschland, war er

---

231 Vgl. Bericht über Tötungshandlungen in der psychiatrischen Anstalt Tiegenhof der StA Hamburg, BAL B162/17398, Bl. 3379.
232 Vgl. Laehr, Hans, Die Anstalten für psychisch Kranke in Deutschland, Österreich, der Schweiz und den baltischen Ländern, 7. Aufl., Berlin 1912, S. 45.
233 Vgl. Jaroszewski, Zdzislaw (Hrsg.), Die Ermordung, a. a. O., S. 87.
234 Ebd. S. 89.
235 Vgl. Bericht über Tötungshandlungen in der psychiatrischen Anstalt Tiegenhof der StA Hamburg BAL B162/17398, Bl. 3379.

von 1928 bis 1934 Oberarzt der Anstalt Lublinitz.[236] Bis zur deutschen Besetzung blieb auch er den implementierten fortschrittlichen Ansätzen der Anstalt Dziekanka treu. Unmittelbar nach Einmarsch der deutschen Truppen erklärte sich Ratka jedoch als ‚Volksdeutscher' mit dem Verweis, dass er deutsche Auszeichnungen im Ersten Weltkrieg verdient habe, deutschen Vereinen angehörte und in den Volksabstimmungskämpfen um Schlesien auf deutscher Seite teilgenommen hätte.[237] Ratka, der am 1. Februar 1940 der SA beitrat, gibt ebenfalls im SA-Personalbogen unter Staatsangehörigkeit „deutsch" an,[238] eine Überzeugung, die er auch in den Zeugenvernehmungen der 1960er Jahre noch bestätigt: „Ich wurde am 27.11.1895 in Oberlazisk geboren. [...] Zu meiner Geburtszeit war Oberlazisk deutsch. Ich bin also deutscher Staatsangehöriger nach Geburt."[239] Entweder aufgrund der inneren Überzeugung oder aber aus Angst vor Verlust des Direktorenpostens verabschiedete Ratka unter der deutschen Besatzung neue Regeln im Umgang des Pflegepersonals untereinander und in Bezug auf die Patienten. So berichtet der polnische Pfleger Jozef C., dass Ratka nach dem deutschen Einmarsch „wiederholt mündlich und auch mittels schriftlicher Anweisungen dem ganzen Personal verboten hat, [...] sich der polnischen Sprache zu bedienen."[240] Das Verbot bezog sich nicht nur auf die innere Verständigung des Personalkörpers, sondern gipfelte gar darin, dass Ratka sich Beschwerden der polnischen Patienten nur noch ins Deutsche übersetzen ließ.[241] Ähnlich der anderen Anstalten im Wartheland sollte auch in Tiegenhof das komplette leitende polnische Personal durch deutsches ersetzt werden. Für Ratka war die Einstufung als Deutscher daher von enormer Bedeutung, denn nur so konnte er Direktor bleiben, ein Amt, das er ab dem Zeitpunkt der deutschen Okkupation nur noch kommissarisch ausübte. Obgleich es auch etliche Stimmen aus der NSDAP-Führung gegen die Beibehaltung Ratkas gab,[242] wurden er und seine Familie am 29. Juni 1940 in die „Volkstumsliste" (wahrscheinlich Gruppe III) aufgenommen. Die deutsche Volksliste unterteilte sich in vier Gruppen, die die Art des „Deutschseins" bestimmten. Sie diente in Polen vor allem der radikalen Ethnisierungspolitik der Besatzer. Der Zeuge Georg U. als ehemaliges Kommissionsmitglied der „Volkstumsliste"

---

236 Vgl. Zeugenvernehmung Viktor Ratka vom 03.01.1963, BAL B162/15612, Bl. 12.
237 Vgl. Bericht des polnischen Arztes Jan Gallus, BAL B162/25598, Bl. 32.
238 SA-Personalbogen Viktor Ratka, BAL B162/43460, Bl. 298.
239 Zeugenvernehmung Viktor Ratka vom 03.01.1963, BAL B162/15612, Bl. 13.
240 Zeugenvernehmung Jozef C. vom 03.04.1946, BAL B162/17371, Bl. 225.
241 Vgl. Bericht des polnischen Arztes Jan Gallus, BAL B162/25598, Bl. 32.
242 Es gab auch Überlegungen Ratka mit anderen Angehörigen der polnischen Intelligenz in das Generalgouvernement auszusiedeln. Vgl. Zeugenvernehmung Georg U. vom 09.06.1962, B162/17401, Bl. 3925.

berichtet von der Aufnahme Ratkas in Gruppe 3. Andere Dokumente hinsichtlich der Kategorisierung lassen sich im Aktenmaterial nicht finden. In die Volksliste 3 kamen sogenannte „Stammesdeutsche", die angeblich deutscher Abstammung waren, sofern sie nicht polnischen Organisationen angehörten. Ihre Staatsangehörigkeit konnte jedoch jederzeit widerrufen werden.[243] Die Aufnahme begünstigte nicht nur die Festigung des Direktorenpostens, sondern radikalisierte zugleich Ratkas Treue gegenüber der nationalsozialistischen Ideologie. So verwarnte er nach Erhalt des Volkstumsausweises die Pfleger, die „ihn nicht mit Heil Hitler grüßten".[244] Im Hinblick auf die spätere Funktion als „T4"-Gutachter, zeigt sich so schon zu Beginn der deutschen Okkupation, Ratkas ideologische Verbundenheit.

Als die Deutschen am 11. September 1939 die Anstalt Dziekanka besetzten, befanden sich dort insgesamt 1.172 Patienten in 21 Pavillons. Sie wurden von acht Ärzten, sechs Arztpraktikanten, 194 Krankenpflegern, 13 Angestellten und 30 Personen des wirtschaftlich-technischen Personals betreut.[245] Als erster Arzt visitierte Dr. Johannes Banse Dziekanka vom 18. bis 21. Oktober 1939. Banse war ursprünglich Direktor der pommerschen Anstalt Ückermünde, deren Patienten zum Teil in Westpreußen durch den Wachsturmbann Eimann ermordet wurden.[246] Bevor er nach Dziekanka kam, war er wahrscheinlich zwischen dem 7. und 17. Oktober in Treskau (Owinska), wo er sich die Krankengeschichten vorlegen ließ und Namenslisten von Patienten mit verschiedenen Symbolen anfertigte.[247] Wie bereits beschrieben, wurde auch diese Anstalt kurz darauf „gesäubert" und die Patienten durch Massenerschießungen hingerichtet. Mit Berechtigung kann daher davon ausgegangen werden, dass ein ähnliches Vorgehen ebenfalls in Dziekanka stattfinden sollte. Als Banse in Dziekanka ankam, hatte sich die Patientenbelegung nur unwesentlich auf 1.136 Patienten verringert. Inwiefern hier normale oder kriegsbedingte Todesfälle vorlagen, lässt sich aus den Akten nicht eruieren. Aus dem Bericht der Besichtigung geht aber hervor, dass der Rundgang alleinig den Zweck verfolgte, die Nationalität und aktuelle staatsrechtliche Zugehörigkeit der Patienten festzustellen. So stellte Banse von den Anstaltsinsassen 93 Volksdeutsche, 150 Patienten aus der Ukraine und 425 Menschen aus dem Gebiet der bisherigen „Selbstverwaltung in Lemberg" fest. Bei diesem Gebiet handelt es sich

---

243 Vgl. Zeugenvernehmung Georg U. vom 09.06.1962, BAL B162/17401, Bl. 3926. Vgl. Abschrift der Aufnahme in die deutsche Volksliste, BAL B162/43460, Bl. 302.
244 Zeugenvernehmung Dr. Astrid S. vom 19.9.1962, BAL B162/17401, Bl. 3894.
245 Vgl. Bericht des polnischen Arztes Jan Gallus, BAL B162/25598, Bl. 31; Vgl. Jaroszewski, Zdzislaw (Hrsg.), Die Ermordung, a. a. O., S. 89.
246 Ebd., S. 21.
247 Vgl. Rieß, Volker, Die Anfänge, a. a. O., S. 251.

höchstwahrscheinlich um das polnische Pendant zum Reichsgau. Von diesen 425 Patienten kamen 98 aus dem Gebiet der deutschen und 312 Personen aus der russischen Interessenssphäre. Bei 15 Personen konnte die Nationalität nicht festgestellt werden. Ebenfalls wurden 160 Juden mitgezählt, die bei der Erfassung jedoch zugleich Bestandteil der Lemberger Patienten waren. Allein die Zusammensetzung der Patienten spiegelt die Besonderheit des polnischen Gaues wider. Gerade im Hinblick auf die Herausstellung der jüdischen Patienten offenbart der Report einen wesentlichen Aspekt. Banse vermerkt hierzu: „Es besteht eine umfangreiche Familienpflege. Nach Zurückziehen der Juden verbleiben da 46 Kranke."[248] Zwar ergibt sich daraus nicht, ob die Zurückholung der in Familienpflege befindlichen Juden bereits stattgefunden hat oder kurz bevor stand, es zeigt aber zugleich, dass es Bestrebungen gab, einen vereinfachten Zugriff auf die jüdischen Patienten Dziekankas haben zu wollen. Die Anordnung zur Konzentrierung eines bestimmten Patiententeils hat jedoch im Hinblick auf die nachfolgenden Ereignisse einen prospektiven Charakter. Denn in etwa zur gleichen Zeit kam es auch zu einer Anweisung durch die Gauselbstverwaltung, dass fortan keine Geisteskranken mehr entlassen werden sollten.[249]

Kurz nach Banses Besuch wurde im November 1939 bis auf Dr. Ratka und einige wenige andere das gesamte polnische Personal der Anstalt entlassen. Es müsste sich hierbei um schätzungsweise 250 Personen gehandelt haben.[250] Auf Anordnung des Landeskreisamtes kam am 28. November Oberpfleger Otto Reich nach Tiegenhof und übernahm die Pflegedienstleistung. Er war nicht nur der erste Deutsche des Anstaltspersonals, sondern zu diesem Zeitpunkt auch der Einzige.[251] Die Entlassung der polnischen Angestellten führte demnach nicht automatisch zur Aufnahme von deutschem Personal. Die Behauptung, dass ersteres umgehend ersetzt wurde, wobei „ein großer Teil des Pflegepersonals […] aus den bereits aufgelösten pommerschen Anstalten Meseritz-Obrawalde, Lauenburg und Stralsund nach Tiegenhof [kam]"[252], offenbart die Rückdatierung eines nachfolgend einsetzenden Prozesses. Aufschluss darüber geben allein die Angaben der späteren deutschen Angestellten in ihren Lebensläufen, die ihre Ankunft in

---

248 Bericht über die Besichtigung der Landesheilanstalt Dziekanka, BAL B162/17469, Bl. 17.
249 Vgl. Zeugenvernehmung Bogdan O. vom 21.06.1971, BAL B162/15612, Bl. 3.
250 Vgl. Bericht des polnischen Arztes Jan Gallus, BAL B162/25598, Bl. 31.
251 Vgl. Klee, Ernst, „Euthanasie", a. a. O., S.104; Vgl. Zeugenvernehmung Jozef C. vom 22.5.1972, BAL B162/17395, Bl. 2972; Vgl. Zeugenvernehmung Teofil S. vom 24.5.1972, BAL B162/15612, Bl. 42.
252 Nowak, Karolina, Die Vernichtung, a. a. O., S. 50.

Tiegenhof unisono auf Frühjahr 1940 datieren.[253] Diese Angaben korrespondieren beispielsweise auch mit der tatsächlichen Auflösung der Anstalt Lauenburg am 1. März 1940.[254] Inwiefern deutsches Personal Ende des Jahres 1939 dennoch eintraf und woher dieses kam, lässt sich nicht endgültig rekonstruieren.

Pflegevorsteher und SS-Mitglied Reich zumindest ließ kurz nach seiner Ankunft in dem mit Männern belegten Pavillon V eine Liste erstellen, die die Patienten nach Nationalitäten aufschlüsselte.[255] Reichs Herkunft und Tätigkeiten lassen vermuten, dass er direkt von der Gauselbstverwaltung geschickt wurde. Auf der Männerabteilung V waren ca. 70 Patienten, die unter dem Krankheitsbild „schwachsinnig" klassifiziert wurden. Ab Dezember 1939 kam es zu einer kompletten Umstrukturierung des Abteilungswesens. Das vorherige Kriterium für die Aufteilung der Patienten nach Gesundheitszustand wurde zugunsten einer Selektion und Konzentrierung nach Nationalitäten verworfen.[256] So wurden von besagter Abteilung V alle polnischen und deutschen Patienten verlegt. Lediglich die jüdischen Patienten blieben übrig, zu denen man die anderen jüdischen Kranken der restlichen Männerabteilungen brachte. Es fand offenbar außer der Selektion nach Nationalität, bzw. einer angeblichen „Rasse", keine Selektierung nach einem anderem Kriterium, wie beispielsweise Arbeitsfähigkeit, statt. Schätzungsweise befanden sich so Anfang Dezember 1939 72 jüdische Patienten auf Abteilung V.[257] Ähnliches geschah auf den Frauenstationen. Kurz nach Zusammenlegung aller jüdischen Patienten erteilte Reich den Auftrag, alle auf Station V befindlichen Kranken alphabetisch zu erfassen und auf einen Abtransport am nächsten Tag vorzubereiten. Der Abteilungsleiter Wojciech C. erinnert sich in seiner Vernehmung wie folgt an die Geschehnisse:

> *„Zu diesem Zwecke sollte ich die Kranken in ihre eigenen, schlechtesten Kleidungsstücke einkleiden, die ich aus dem Magazin entgegennahm. […] Die Kranken sollten am darauffolgenden Morgen um 6.00 Uhr abtransportbereit [sic!] sein. Um diese Zeit kam Reich in die Abteilung mit einer Injektionsspritze und einer Flasche, die eine wässrige Flüssigkeit enthielt. Er erklärte mir, er würde den Kranken eine Beruhigungsspritze vor der Abfahrt*

---

253 So kamen die Pflegerin Anna S., Elfriede K., Klara W. im März 1940 von Lauenburg nach Tiegenhof, BAL B162/15600, Bl. 192; Bl. 220; Bl. 225; Der Pfleger Fritz L. im April 1940 von Stralsund nach Tiegenhof, ebd., Bl. 233. Die vier Zeugen stehen stellvertretend für den Großteil des deutschen Personals, das ab Frühjahr 1940 in Tiegenhof eintraf.
254 Vgl. Zusammenfassung der StA Hildesheim, BAL B162/15603, Bl. 21.
255 Vgl. Zeugenvernehmung Wojciech C. vom 23.05.1972, BAL B162/17395, Bl. 2986.
256 Ebd.; Zeugenvernehmung Kazimiera S. vom 24.05.1972, BAL B162/17395, Bl. 3045.
257 Vgl. Zeugenvernehmung Wojciech C. vom 23.05.1972, BAL B162/17395, Bl. 2986.

verabreichen. Er verabreichte sie selbst den laut Liste der Reihe nach herangeführten Patienten."[258]

Gegenüber dem Personal begründete Reich die Verlegung mit der Ankunft kranker Deutscher aus dem Baltikum. Bei der wässrigen Flüssigkeit hat es sich aller Wahrscheinlichkeit nach um Skopolamin gehandelt, dies so Wojciech C., war zumindest dem Aufdruck „Scopolamin 0,1" auf der Flasche zu entnehmen. Die hohe Dosierung des Skopolamins führte zu Erbrechen, Kraftlosigkeit, Abbruch der Reaktionsfähigkeit und Bildung von Schaum auf den Lippen.[259] Besonders gravierend war die Prozedur der Verabreichung selbst. Reich umfasste dabei die Spritze mit voller Hand und injizierte sie den Patienten subkutan in die Hand, wobei er „fast für sämtliche Patienten dieselbe Nadel"[260] verwendete. In der Zeit von 7 bis 8 Uhr fuhr ein großer Lkw militärischen Typs in Begleitung einer SS-Einheit vor den Pavillon der Abteilung V.[261] Die Zeugenaussage bezüglich des Aussehens des LKWs sind nahezu deckungsgleich und berichten alle von einem LKW mit Planenverdeck. Lediglich der anstaltseigene Kraftfahrer Roman F. beschreibt diesen anders: „Das Transportauto war gedeckt, ähnlich wie ein Möbelauto. Es hatte eine Tür, die mit Gummi gut abgedichtet war. Vom Antriebsmotor aus führte ein Gummischlauch ins Innere des Wagens."[262] Die Angaben des Fahrers suggerieren, dass es sich hierbei um einen Gaswagen des Sonderkommandos Lange gehandelt habe, die jedoch nachweislich zu diesem Zeitpunkt noch nicht existierten. Zudem wurden die Tötungen mittels Gaswagen mit reinem CO-Gas aus Druckflaschen betrieben. Eine Tötung mittels Gasen aus dem Motorraum offenbart die Problematik einer zu hohen Temperaturentwicklung bei gleichzeitig fehlendem Druck der Verbrennungsgase.[263] Es ist daher recht wahrscheinlich, dass sich der Zeuge auf spätere Abtransporte als Dezember 1939 beziehungsweise Januar 1940 bezog. Die Verladung der Kranken im Dezember 1939 wurde zumindest durch einen SS-Offizier mit Totenkopf-Emblem an der Mütze befohlen. Inwiefern es sich hier um Herbert Lange persönlich handelte oder um einen anderen SS-Offizier lässt sich nicht gänzlich klären.[264] Die polnischen Pfleger

---

258 Zeugenvernehmung Wojciech C. vom 23.05.1972, BAL B162/17395, Bl. 2986f.
259 Vgl. Bericht von Anna B., Kazimiera R, Padalak und Jan Gallus vom 25.02.1969, BAL B162/17389, Bl. 2116.
260 Zeugenvernehmung Wojciech C. vom 23.05.1972, BAL B162/17395, Bl. 2987.
261 Vgl. Zeugenvernehmung Dr. Pawel S. vom 28.06.1971, BAL B162/17395, Bl. 3016.
262 Vgl Bericht des Kraftfahrers Roman F, ohne Datum, BAL B162/17389, Bl. 211.
263 Vgl. Rieß, Volker, Die Anfänge, a. a. O., S. 318.
264 Lange war zu diesem Zeitpunkt Kommandant des Konzentrationslagers Fort VII. Inwieweit er Anstaltsinsassen selbst abholt oder sie holen ließ, kann aufgrund der Aktenlage nicht nachgewiesen werden.

mussten die betäubten Patienten der Abteilung V an den LKW heranführen, wo sie von den SS-Leuten brutal auf die Plattform des Wagens geschmissen wurden.[265] In den Wagen selbst wurden bei den Transporten oft mehr Kranke verladen, als eigentlich Platz war.[266] Mit Ausnahme von 12 arbeitenden Kranken wurde die Abteilung V am 7. Dezember 1939 vollends geräumt. Einige Tage später wurden die 12 verbliebenen Patienten ebenfalls abtransportiert. Anschließend wurden ca. 80 jüdische Frauen auf die Abteilung V gebracht. Sie wurden drei Tage in den Keller der Abteilung gesperrt, bevor auch sie letztlich abtransportiert wurden.[267] Nach der Räumung aller Jüdinnen und Juden diente die Abteilung V nochmals als Sammelpunkt für eine Gruppe polnischer Patienten, bevor auch diese zur Vernichtung abtransportiert wurden.[268] Im Dezember 1939 scheint neben der Abteilung V auch die Abteilung III einen ähnlichen Zweck verfolgt zu haben. Die Oberpflegerin der Abteilung II erhielt zumindest von der Anstalts-Administration eine Liste von Namen, die für den Abtransport bestimmt waren. Bei den selektierten Kranken handelte es sich überwiegend um unruhige Kranke und Arbeitsunfähige. Auch hier sollten die Kranken ihre schlechteste Kleidung tragen. Diejenigen, die solche nicht mehr besaßen, wurden aus den Magazinen mit zerrissener Krankenhauskleidung ausgestattet. Nach Überführung der Kranken in die Abteilung III wurden auch hier durch Reich Injektionen verabreicht und die Patienten anschließend auf einen LKW verladen.[269] Die Prozedur der folgenden Abtransporte im Dezember 1939 lief weitestgehend gleich ab:

„Immer einen Tag vor dem Abtransport der Kranken kam Oberpfleger Reich mit einer bereits fertigen Liste der für den Abtransport bestimmten Kranken und gab folgende Anweisung: Am folgenden Tag morgens um 8 Uhr sollen sich alle bereithalten, es ist nicht erlaubt, irgendetwas mitzunehmen, man soll die schlechteste Kleidung und Wäsche anziehen. Sie werden dann in die von ihm genannte Abteilung gebracht. Dort waren alle die für die gruppenweise Evakuierung bestimmten Kranken versammelt. Reich erschien zur genannten Stunde, injizierte vor der Abfahrt jeden Kranken, ohne die Nadel oder die Spritze dabei zu wechseln. Hierzu wurde das polnische Personal nicht zugelassen. [...] In diesem Augenblick kamen SS-Leute und verfrachteten die Kranken in die Wagen [...]. Man warf die Kranken förmlich einen auf den anderen hinein. Es gab Fälle, [...] daß man Frauen, die auf der Abteilung für körperlich Kranke untergebracht waren und im Sterben lagen, auch zum Abtransport in die Wagen warf, welche bei einer Kälte von [Minus] 30° mit nur wenig Stroh ausgelegt war."[270]

---

265 Vgl. Zeugenvernehmung Wojciech C. vom 23.05.1972, BAL B162/17395, Bl. 2987.
266 Vgl. Zeugenvernehmung Jadwiga G. vom 23.05.1972, BAL B162/17395, Bl. 3003.
267 Vgl. Zeugenvernehmung Kazimiera S. vom 24.05.1972, BAL B162/17395, Bl. 3045.
268 Vgl. Zeugenvernehmung Wojciech C. vom 23.05.1972, BAL B162/17395, Bl. 2988.
269 Vgl. Zeugenvernehmung Jadwiga G. vom 23.05.1972, BAL B162/17395, Bl. 3003.
270 Vgl. Bericht von Anna B., Kazimiera R, Padalak und Jan Gallus vom 25.02.1969, BAL B162/17389, Bl. 2116.

Der letzte Abtransport des Jahres 1939 erfolgte am 19. Dezember mit 50 Patienten. Nachweislich wurden allein im Dezember 595 Menschen abtransportiert und später getötet. So holte das Sonderkommando am 7. 61, am 8. 60, am 9. 62, am 11. 81, am 12. 90, am 13. 31, am 14. und 15. jeweils 44, und am 18. Dezember 72 Patienten ab.[271] Die nahezu täglichen Transporte und der Umgang mit den Patienten bei der regelrechten ‚Verladung' ließ auch beim polnischen Personal Zweifel aufkommen, ob es sich hierbei um reguläre Transporte in andere Anstalten oder in das Generalgouvernement handeln würde. Ein Tag nach der vorläufig letzten Deportation, am 20. Dezember, besichtigte die bereits erwähnte Kommission unter der Leitung Dr. Friemerts die Anstalt Tiegenhof. Aus dem darüber verfassten Bericht geht nicht nur hervor, dass Dziekanka fortan unter dem Namen Tiegenhof geführt wurde,[272] sondern dass der Besuch alleinig dem Zweck diente, eine Bestandsaufnahme der laufenden Tötungen vornehmen zu können. Ernüchtert fasst Friemert zusammen, dass „eine völlige Säuberung der Anstalt von polnischen Geisteskranken zunächst nicht erreicht werden kann, denn noch dauernd werden polnische Geisteskranke nach Tiegenhof eingeliefert."[273] Zu diesem Zeitpunkt waren in Tiegenhof noch 641 Patienten zusammen mit drei Oberpflegerinnen, drei Oberpflegern, 53 Pflegern und 52 Pflegerinnen untergebracht. Friemert vermerkte hierzu, dass „nach Beendigung der Evakuierung, die wahrscheinlich Ende Januar 1940 abgeschlossen sein wird, die Hälfte entlassen werden [kann], ohne daß dadurch der Betrieb leidet."[274] Dass Friemert die Anstalt selbst visitierte, um sich von Langes Tötungskommando zu überzeugen spricht für einen administrativen Zusammenhang zwischen Gauselbstverwaltung und Sonderkommando. Zugleich zeigt es, dass eine Weiterführung der Anstalt recht ungewiss war, denn im Mittelpunkt des Besuchs stand die bevorstehende Räumung und nicht die Neueröffnung eines Anstaltswesens unter deutscher Verwaltung. Inwiefern Raumbeschaffungsmaßnahmen wesentlicher Antrieb Friemerts waren, lässt sich aus den Akten nicht erschließen. Es ist aber anzunehmen, dass es noch keinen endgültigen Beschluss bezüglich der Zukunft der Anstalt gab, weshalb die Motivationslagen der Räumung auch differieren

---

271 Vgl. Bericht des polnischen Arztes Jan Gallus, BAL B162/25598, Bl. 37.
272 Dem Bericht wird eine Verfügung vorangestellt zur Anlegung eines Aktenkataloges mit dem Namen „Tiegenhof".
273 Bericht über die Besichtigung der Heilanstalt Tiegenhof bei Gnesen am 20. Dezember 1939, BAL B162/15613, Bl. 64.
274 Ebd., Bl. 63.

dürften.[275] Nach Friemerts Besuch kam es über Weihnachten bis zum Ende des Jahres zu keinem weiteren Abtransport. Die Gründe hierfür sind recht unklar. Es ist aber sehr wahrscheinlich, dass ein wesentlicher Zusammenhang zwischen der Schließung des Posener Fort VII und der Nutzung eines Gaswagens durch das Sonderkommando besteht. Aufschluss darüber gibt gerade die Frage nach dem Bestimmungsort der Abtransportierten im Dezember 1939. Jan Gallus schreibt in seinem Bericht über die eigentliche Tötungsstätte:

> „Wohin die Kranken gebracht wurden und was man dann mit ihnen getan hat, konnte man vorläufig nicht feststellen, es war lediglich bekannt, daß die Autos auf den Straßen in Richtung nach Posen oder Wrzesnia fuhren und nach einigen Stunden zurückkamen[...]"[276]

Die Annahme deckt sich mit Beobachtungen des polnischen Personals der Anstalt Tiegenhof. So berichtet der Pfleger Wincenty Z., dass die genutzten Transportautos der SS abends gereinigt werden mussten. Dabei entdeckte er neben den Spuren von Blut, Kleidungsfetzen, Schnee, Moos und Waldzweigen auch den Tachostand: „Die Zähler zeigten Fahrten von 120 bis 140 km an."[277] Ähnlich berichtet der Pfleger Jozef C.: „[D]ie Kontrolluhren der Kraftfahrzeuge hätten nach einer Tagestour ca. 140km angezeigt."[278] Legt man diesen Wert zugrunde, musste sich die Tötungsstätte im Umkreis von ca. 70km befinden. Posen mit der stationären Vergasungsstätte Fort VII lag knapp über 50 Kilometer entfernt, ein vermeintlicher Begräbnisort noch einmal 10 Kilometer weiter westlich.[279] Dass die Patienten Tiegenhofs im Posener Fort VII getötet wurden, wird nicht nur durch die Angaben bezüglich des Abfahrtsweges und der Entfernung bestärkt. Sowohl die Verlegungen aus der Anstalt als auch die Vergasungen im Fort VII selbst hielten beide bis kurz vor Weihnachten an. Zudem gibt es keine Hinweise darauf, dass andere Patienten im Dezember 1939 in das Posener Fort VII gebracht wurden.[280] Die 595 abtransportierten Anstaltsinsassen aus Tiegenhof sind demnach zweifellos im Fort VII getötet worden.

---

275 So berichtet Friemert hinsichtlich einer zu hohen Pacht, dass diese in der Zukunft zu berücksichtigen sei, „vor allem, wenn die Anstalt Tiegenhof erhalten bleiben sollte", Ebd., S. 65.
276 Bericht des polnischen Arztes Jan Gallus, BAL B162/25598, Bl. 35.
277 Erklärung des Pflegers Wincenty Z. vom 25. Februar 1969, BAL B162/17389, Bl. 2118.
278 Zeugenvernehmung von Jozef C. vom 22.05.1972, BAL B162/17395, Bl. 2973.
279 Auf diesen Begräbnisort wird im Zusammenhang mit dem Posener Fort VII später noch eingegangen.
280 Vgl. Rieß, Volker, Die Anfänge, a. a. O., S. 321.

Erste Vergasungen fanden im Fort VII höchstwahrscheinlich schon am 19. November 1939 statt, spätestens gegen Ende des Monats begannen die Massenvergasungen.[281] Dabei dürfte es sich um die Patienten der Anstalt Treskau gehandelt haben, die nicht bei den Massenerschießungen getötet wurden. Massenvergasungen waren demnach im besetzten Polen schon an der Tagesordnung, bevor die „T4"-Vergasungsstätten Brandenburg und Grafeneck überhaupt ihren Betrieb aufnahmen. Die Vergasungen selbst fanden in einer der Kasematten der ehemaligen Befestigungsanlage des Forts statt. Henryk M., Mitglied eines Sonderkommandos aus polnischen Häftlingen, das im Posener Fort VII für das Hereinbringen und Herausschaffen der Leichen eingetroffener Patienten zuständig war, berichtet wie folgt:

„Auf dem Hof des Forts VII standen, umgeben von anderen SS-Männern, zwei Lastwagen, die mit Menschen gefüllt waren. Es waren Psychischkranke [sic!], was an ihrem Aussehen zu erkennen war. Die SS-Männer befahlen uns, die Kranken aus dem Wagen herunterzuholen und in einen separaten Bunker hineinzuführen [...] Aus dem Wagen holten wir auch noch eiserne Behälter heraus, die wie Sauerstoffflaschen aussahen. Diese Behälter stellten wir in der Nähe des Bunkers ab. Als der Bunker mit den Kranken gefüllt und die eiserne Tür verschlossen worden war, befahlen uns die SS-Männer, die Tür mit Lehm zu verkleben. Danach schickten sie uns in die Zelle zurück. Nach kurzer Zeit wurden wir erneut auf den Hof herausgeholt. Man befahl uns, den Lehm zu entfernen, die Tür zu öffnen und die Leichen der mit Gas vergifteten Kranken herauszuziehen."[282]

Die Tötungen wurden, so lässt es zumindest die Erwähnung von eisernen Flaschen, die wie Sauerstoffflaschen aussahen, vermuten, mit Kohlenmonoxid durchgeführt. Die Vergasung selbst wurde scheinbar nur von deutschem Personal durchgeführt und bezeugt. An einer dieser Vergasungen von Patienten aus Tiegenhof hat auch Himmler nachweislich teilgenommen. Himmlers Adjutant Joachim Peiper schrieb hierzu:

„Eines Tages im Winter 1939/40 begleitete ich Himmler auf einer Reise. Im Zuge dieser Reise fand in Posen eine Euthanasieaktion statt. Hierbei wurden die Insassen einer Irrenanstalt bei Posen durch Gas getötet. Diese Aktion fand vor einem Kreis geladener Gäste [statt]. Ich hatte damals den Eindruck, daß den Anwesenden demonstriert werden soll[te], daß es sich hierbei um einen schmerzlosen Gnadentod handelte. [...] Die Irren betraten singend und lachend die Kasematten. Nachdem die Tür geschlossen war, sah man, wie [sie sich] [...] unter Einwirkung von Gas auf das Stroh niedersetzten und bald darauf niederlegten. Alsbald bewegten sie sich nicht mehr. Damit war für die anwesenden Gäste die Vorführung beendet."[283]

---

281 Ebd., S. 305
282 Zeugenvernehmung Henryk M. vom 11.10.1967, BAL B162/43458, Bl. 25.
283 Joachim Peiper, zitiert nach: Rieß, Volker, Die Anfänge, a. a. O., S. 307.

Es ist zu bezweifeln, dass die Vorführung den anwesenden Gästen beweisen sollte, dass die Vergasung ein schmerzloser Gnadentod sei. Da es sich überwiegend um hohe Funktionäre des NS-Staates bzw. eingeweihte Vertreter des Gaues handelte, wird die Demonstration eher das Ziel verfolgt haben, eine ‚geeignete' Tötungsmethode präsentieren zu können, bei der etliche Opfer umkamen, die Täter zugleich aber keinen großen Aufwand hatten.[284] Die Leichen der Ermordeten wurden durch das lagereigene Häftlingskommando auf LKWs verladen und weggefahren. Während der Zeuge Henryk M. angibt, dass alle Leichen der Dezembertage im Wald in der Gegend von Orboniki vergraben wurden,[285] nennt Volker Rieß Paledzie als Vergrabungsort.[286] Bedenkt man den Tachostand der zu reinigenden Einsatzwagen in Tiegenhof, ist das knapp 12km entfernte Palędzie die wahrscheinliche Vergrabungsstelle. Die Massengräber wurden zumeist durch Grasnarben und Moos getarnt, vereinzelt soll es auch zu Baumanpflanzungen gekommen sein.[287] Um Spuren zu beseitigen, wurden die Leichen vier Jahre später wieder ausgegraben und verbrannt.[288]

Ausgehend von den Vergasungen im Posener Fort VII bildeten sich bei der Entwicklung massenwirksamer Tötungstechniken zwei Linien heraus. Eine davon führte zu den stationären Gaskammern, wie sie bei der Tötung der deutschen Patienten in den „T4"-Anstalten im „Altreich" genutzt wurden. Wesentlich verantwortlich hierfür war Dr. Albert Widmann, der Chemiker im Kriminaltechnischen Institut des RSHA war. Die für das „Euthanasie"-Programm erforderlichen CO-Stahlflaschen wurden von der IG-Farben AG in Ludwigshafen dann später an die Anstalten geliefert, „damit nicht jedermann wusste, wie die Fäden liefen."[289]. Die andere Entwicklungslinie führte zur Nutzung von ersten Gaswagen-Prototypen, mit denen das Sonderkommando Lange wahrscheinlich ab Januar 1940 die Anstalten leermordete. Die „Testphase" im Posener Fort VII hatte demnach einen entscheidenden Einfluss auf den weiteren Verlauf der „Euthanasie"-Aktion sowohl im „Altreich" als auch im besetzten „Osten". Dass im Fort VII der Vergasungsbetrieb mit der Vernichtung der 595 Tiegenhofer Patienten eingestellt wurde, hatte

---

284 Der Bunker fasste etwa 50 Leute. Die Öffnung des Ventils an den Druckflaschen hingegen, konnte von einer Person ausgeführt werden. Die „Entsorgung" und Hereinführung der Opfer wurden durch die polnischen Häftlinge des Sonderkommandos ausgeführt. Vgl. Klee, Ernst, „Euthanasie", a. a. O., S. 101.
285 Vgl. Zeugenvernehmung Henryk M. vom 11.10.1967, BAL B162/43458, Bl. 28.
286 Vgl. Rieß, Volker, Die Anfänge, a. a. O., S. 311.
287 Vgl. Zeugenvernehmung Henryk M. vom 11.10.1967, BAL B162/43458, Bl. 33.
288 Vgl. Rieß, Volker, Die Anfänge, a. a. O., S. 344.
289 Zeugenvernehmung Dr. Albert Widmann vom 28.01.1959, BAL B162/1602, Bl. 48.

nicht nur den Grund, dass das am Stadtrand von Posen gelegene Befestigungswerk eine Geheimhaltung nahezu unmöglich machte.[290] Wesentlich wahrscheinlicher ist, dass das Ziel des Forts erfüllt wurde. Die „Euthanasie"-Verantwortlichen konnten aus den ‚Probevergasungen' ihre Erkenntnisse ziehen und die Tötungen mit der Etablierung des Gaswagens sogar noch „effizienter" und kostengünstiger, im Sinne der NS-Ideologie, machen. Es ist daher anzunehmen, dass die Erfüllung der rassistischen und biopolitischen Agenda mehr im Vordergrund stand, als die Angst vor einer irgendwie gearteten Gefährdung der Geheimhaltung.

4.2 Die Abtransporte in die mobile Gaskammer im Januar 1940

Die Deportationen von Anstaltsinsassen aus Tiegenhof setzten erst wieder am 8. Januar 1940 ein. Besonders auffallend ist, dass die Transporte innerhalb weniger Tage auch wieder beendet wurden. Im Vergleich zu den Dezembertagen tritt hervor, dass die Personenzahl pro Transport im Januar wesentlich höher lag als im Jahr 1939. So wurden im Dezember pro Abtransport durchschnittlich 60 Patienten deportiert, während am 8., 9. und 10. Januar 110 und am 12. Januar 118 Patienten abgeholt wurden.[291] An lediglich vier Tagen wurden so 448 Menschen verschleppt und getötet. Während Friemert bei der Besichtigung am 20. Dezember in Tiegenhof ein Ende der ‚Evakuierung' auf die letzte Januarwoche datierte, bewirkte die gesteigerte tägliche Tötungsrate eine Übererfüllung des vorgesehenen Plans.[292] Sowohl die hohe Zahl der Abtransportierten als auch die Schließung des Posener Fort VII lassen vermuten, dass die 448 Patienten durch das Sonderkommando Lange mittels eines anderen Tötungsinstrumentes umgebracht wurden. Rieß ist vor dem Hintergrund der erprobten Verwendung von Kohlenmonoxid zuzustimmen, dass es sich dabei nicht um Massenerschießungen gehandelt haben könne, wie sie noch bei den Treskauer Patienten Anwendung fanden.[293] Auskunft über die neue Form der Tötung gibt wiederholt Henryk M., der bereits im Posener Fort VII Mitglied des etwa zwölfköpfigen Häftlingskommandos von Lange war und ab Januar 1940 täglich morgens zum Ausheben von Massengräbern aus dem Fort VII abgeholt wurde:

---

290 Vgl. Alberti, Michael, Die Verfolgung, a. a. O., S. 327; Vgl. Rieß, Volker, Die Anfänge, a. a. O., S. 322; Vgl. Nowak, Karolina, Die Vernichtung, a. a. O., S. 52.
291 Vgl. Bericht des polnischen Arztes Jan Gallus, BAL B162/25598, Bl. 37.
292 Vgl. Bericht über die Besichtigung der Heilanstalt Tiegenhof bei Gnesen am 20. Dezember 1939, BAL B162/15613, Bl. 63.
293 Vgl. Rieß, Volker, Die Anfänge, a. a. O., S. 322.

„Die Vergasung der Kranken im Bunker des Forts VII dauerte nicht lange. Danach erfolgte eine Änderung der Liquidierungsweise, die darauf beruht hat, daß für die Vergasung Spezialfahrzeuge benutzt wurden, in deren Innenraum das Gas aus den Flaschen hineingeführt wurde."[294]

Es handelte sich hierbei wahrscheinlich um die ersten Gaswagen, die im bereits erwähnten Kraftwerkzeugamt der Waffen-SS in Sachsenhausen hergestellt wurden. Dass die Tiegenhofer Patienten im Januar 1940 durch ein solches Gefährt umgebracht wurden, legt auch die gesicherte Erkenntnis über einen Gaswageneinsatz bei der Räumung der Anstalt in Kosten (Kościan) Mitte Januar 1940 nahe.[295] Der Zeuge Henryk Mal., der ebenfalls Mitglied des Häftlingskommandos war, beschrieb das neue Tötungsinstrument so:

„Dieser Wagen wurde speziell für diese Zwecke auf dem Hof des Soldatenheims (Gestapositz in Poznan) hergerichtet. 4 Häftlinge aus unserer Gruppe [...] mußten dort das Innere des Wagens mit Sperrholzplatten auskleiden. An den Wagen war eine Flasche angeschlossen, die dann geöffnet wurde, wenn der Wagen mit Kranken beladen war."[296]

Auch vom Aussehen her unterschieden sich die Prototypen von den bisherig verwendeten LKWs. So beschreibt der spätere Verwaltungssekretär Wilhelm Heiden, der die Abtransporte noch in Kosten miterlebte, den Gaswagen als möbelwagenähnliches Gefährt. Der Wagen selbst habe keine Fenster besessen, lediglich eine hintere große Tür. Der Innenraum sei mit Holzbänken ausgestattet gewesen, auf denen ca. 50 Personen Platz gehabt hätten.[297] Neben diesem Wagen holte auch der reguläre LKW zeitgleich weitere Patienten ab, wodurch die hohe Zahl an Deportierten im Januar zustande kam. Die Opfer zumindest wurden nicht während der Fahrt getötet, sondern am Zielort, wo bereits auf Anweisung von Lange Mitglieder des Häftlingskommandos eigens hierfür ausgehobene Gruben vorbereitet hatten.

„Die Kranken wurden mit einem Lastwagen in den Wald [...] gebracht und an Ort und Stelle in den Möbelwagen hinübergeführt. In den Möbelwagen paßten zwei volle Ladungen eines Lastwagens hinein. Sobald der Möbelwagen abgeschlossen war, wurden die Gasflaschen geöffnet. Nach etwa 20 Minuten fuhr der Wagen an die ausgehobenen Gruben heran, in die dann die Häftlinge [...] [die] Leichen hineinwarfen."[298]

---

294 Vgl. Zeugenvernehmung Henryk M. vom 11.10.1967, BAL B162/43458, Bl. 28.
295 Vgl. Rieß, Volker, Die Anfänge, a. a. O., S. 330f.
296 Zeugenvernehmung Henryk Mal vom 20.07.1967, BAL B162/43459, Bl. 125.
297 Vgl. Zeugenvernehmung Wilhelm Heiden vom 25.09.1962, BAL B162/17401, Bl. 3819.
298 Zeugenvernehmung Henryk Mal. vom 20.07.1967, BAL B162/43459, Bl. 125.

Ähnliches berichtet auch Henryk M. Er ergänzt lediglich, dass die verwendeten Gasflaschen von den Häftlingen neben den Wagen gelegt wurden und für den Tötungsprozess erst an Schläuche angeschlossen werden mussten.[299] Höchstwahrscheinlich fuhren die transportablen Gaskammern aus Tarnungsgründen zunächst ohne Gasflaschen in die Anstalt.

Wie gezeigt, besteht bei der Art der Tötung ein gewisses Informationspotential. Hinsichtlich des Ortes, zumindest im Zusammenhang der Tiegenhofer Patienten, jedoch nicht. Es ist recht naheliegend, dass sich die Wälder in der Nähe des Forts VII befanden, da gerade das eingesetzte Häftlingskommando morgens vom Fort VII abgeholt wurde. Zeit- und Wegersparnis könnten den Tötungsort daher einschränken. Zudem gibt der Zeuge Henryk Mal. an, dass ermordete Patienten in den Wäldern bei Jarogniewice und im Wald Debienko bei Steszew verscharrt wurden.[300] Beide Wälder befinden sich südlich von Posen und würden ideale Bedingungen für den Anfahrtsweg durch das Häftlings- und Sonderkommando bilden. Dennoch kann der wirkliche Tötungsort nicht eindeutig bestimmt werden, da Henryk Mal. Fehler hinsichtlich der Wiedergabe der chronologischen Ereignisse unterlaufen.[301] Auch die mögliche Verortung Jan Gallus, der davon ausgeht, dass die Patienten in Richtung Wrzesnia und somit südlich von Gnesen gebracht wurden, lässt sich durch die Akten nicht vollends bestätigen.[302] Höchstwahrscheinlich handelt es sich hier um den Tötungsort späterer Deportationen.[303]

Insgesamt bezifferten sich die Abtransporte im Dezember 1939 und Januar 1940 auf mindestens 1.043 ermordete Anstaltsinsassen. Als die Deportationen am 12. Januar 1940 eingestellt wurden, war bis auf einige deutsche und zehn polnische Arbeitskräfte, deren Überleben aufgrund ihrer Arbeitskraft bereits im Dezember garantiert wurde, die Anstalt vollends geräumt.[304] Über das Schicksal der deutschen Patienten lässt sich kein abschließendes Urteil bilden. Während der Großteil der polnischen Pfleger angab, dass neben den zehn polnischen Patienten die restlichen

---

299 Vgl. Zeugenvernehmung Henryk M. vom 11.10.1967, BAL B162/43458, Bl. 29.
300 Zeugenvernehmung Henryk Mal. vom 20.07.1967, BAL B162/43459, Bl. 126.
301 So verwechselt er durchgehend die zeitlichen Tötungshandlungen in den jeweiligen Anstalten. Die Räumung Treskaus und Kostens sind bei ihm vor der Räumung Tiegenhofs. Die jeweiligen Tötungsorte lassen sich daher kaum mit der richtigen Anstalten zuordnen.
302 Vgl. Bericht des polnischen Arztes Jan Gallus, BAL B162/25598, Bl. 39.
303 Vgl. Rieß, Volker, Die Anfänge, a. a. O., S. 323.
304 Vgl. Bericht über die Besichtigung der Heilanstalt Tiegenhof bei Gnesen am 20. Dezember 1939, BAL B162/15613, Bl. 64.

deutschen Kranken in Tiegenhof verblieben,[305] sprach der polnische Arzt Bogdan O. lediglich von einigen Deutschen, die sich noch in Tiegenhof befanden.[306] Legt man den erfassten Wert von Banses Besichtigung im Oktober von 93 Deutschen zugrunde und ergänzt ihn durch die ca. 100 deutschen Patienten aus Treskau, kann davon ausgegangen werden, dass sich zu Beginn des Dezembers schätzungsweise 200 Patienten deutscher Nationalität in Tiegenhof aufgehalten haben.[307] Obgleich sich die Vernichtung primär gegen die jüdischen und polnischen Patienten richtete, bedeutete die Einordnung als „deutsch" nicht gleichzeitig ein garantiertes Überleben. So berichtet Jozef C., dass der größte Teil der Abtransportierten „Polen und Juden [waren]. Ausserdem wurden [sic!] von diesem Schicksal ungefähr 30–50 Personen deutscher Nationalität betroffen, und zwar wegen Überbelegung, Schwachsinn oder körperlicher Gebrechen."[308] Simple Nützlichkeitserwägungen schienen demnach zu einem solch frühen Zeitpunkt bereits ein wesentliches Selektionskriterium dargestellt zu haben. Ein wesentlich weiterer Teil der ehemals 200 deutschen Patienten wurde noch im Jahr 1939 nach Meseritz-Obrawalde weiterverlegt.[309] Allein der Transport der deutschen Patienten bei gleichzeitiger Ermordung der polnischen und jüdischen Anstaltsinsassen verdeutlicht die prekäre Lage Tiegenhofs gegen Ende 1939 und spricht für die Unsicherheit, ob und inwiefern die Anstalt weiterexistieren sollte. Es ist daher naheliegend, dass die Anstalt im Januar 1940 wirklich nahezu vollends geräumt war.

4.3 Tiegenhof als Durchgangslager und fiktiver Begräbnisort

Wohl im selben Monat kam der Entschluss zur Beibehaltung Tiegenhofs als regulären Aufnahmeort für psychisch Kranke. Einem Schreiben vom 11. Januar

---

305 Vgl. Zeugenvernehmung Jozef C. vom 22.05.1972, BAL B162/17395, Bl. 2973; Zeugenvernehmung Wojciech C. vom 23.05.1972, ebd., Bl. 2985; Zeugenvernehmung Pawel S. vom 28.06.1971, ebd., Bl. 3017.
306 O. erwähnt in seiner Aussage lediglich nur fünf polnische Patienten. Vgl. Zeugenvernehmung Bogdan O. vom 21.06.1971, BAL B162/17388, Bl. 2074. Ähnliches berichtet der Pfleger Teofil S., vgl. Zeugenvernehmung Teofil S. vom 24.05.1972, BAL B162/17395, Bl. 3030.
307 Vgl. Bericht über die Besichtigung der Landesheilanstalt Dziekanka, BAL B162/17469, Bl. 17; Während der nichtdeutsche Teil der Patienten in Treskau vollends vernichtet wurde, wurde der Patientenanteil, der als „deutsch" eingestuft wurde nach Tiegenhof gebracht. Vgl. Jaroszewski, Zdzislaw (Hrsg.), Die Ermordung, a. a. O., S. 24.
308 Zeugenvernehmung Jozef C. vom 03.04.1946, BAL B162/17389, Bl. 2123.
309 Vgl. Rieß, Volker, Die Anfänge, a. a. O., S. 324.

1940 ist zumindest zu entnehmen, dass „die Anstalt weiter zur Aufnahme von Geisteskranken dient."[310] Temporär verlagerte sich aber nach der kompletten Räumung die eigentliche Funktion des Anstaltswesens und es fungierte übergangsweise als Durchgangslager. So wurde Tiegenhof zwischen März und April 1940 aufgefüllt mit volksdeutschen Umsiedlern aus den baltischen Ländern.[311] Der freigewordene Anstaltsraum wurde zur gleichen Zeit auch noch anderweitig genutzt. So schreibt Friemert am 27.03.1940 an die Reichsstatthalterei, dass Tiegenhof „nur beschränkt aufnahmefähig" sei, da „[i]n der Anstalt [...] neben den Kranken noch 300 baltendeutsche Rückwanderer untergebracht [seien]. Ferner befinden sich in der Anstalt 92 SS-Männer, die an SS-Kursen teilnehmen."[312] Bis zur Kündigung eines Großteils des polnischen Personals und deren Ersatz durch deutsche Pflegerinnen und Pfleger aus den aufgelösten oder geräumten Anstalten Lauenburg, Stralsund und Meseritz-Obrawalde im Frühjahr 1940 galt Tiegenhof quasi als Überbrückungszentrum für weiterführende Transporte und Rastzentrum von SS-Einheiten. Das korrespondiert auch mit den Zeugenaussagen des deutschen Personals. So berichtet der aus Stralsund über Meseritz-Obrawalde kommende Abteilungspfleger Fritz L. ebenfalls von der hohen Fluktuation innerhalb der Anstalt:

> „[I]m März oder April 1940 kam ich als Abteilungspfleger in die Gauheilanstalt Tiegenhof bei Gnesen/Warthegau. Dort war bei meiner Ankunft nur 1 Station Männer und 1 Station Frauen belegt. [...] Schon bald nach meiner Ankunft war die Heilanstalt wieder ziemlich belegt. Bei den Patienten handelte es sich hauptsächlich um Baltendeutsche und Polen."[313]

Auch Wilhelm Heiden gibt an, dass sich ca. 700 volksdeutsche Patienten kurz nach seiner Ankunft in der Anstalt befunden haben.[314] Dass sich innerhalb von weniger als drei Monaten nach der nahezu gänzlichen Räumung der Anstalt wieder so viele Patienten in Tiegenhof aufhielten, mag mit Blick auf die

---

310 Schreiben der Direktion der Landesheilanstalt Tiegenhof an den Regierungspräsidenten von Hohensalza vom 11. Januar 1940, zitiert nach: Nowak, Karolina, Die Vernichtung, a. a. O., S. 53.
311 Vgl. Zeugenvernehmung Jadwiga G. vom 23.05.1972, BAL B162/17395, Bl. 3003; Zeugenvernehmung Pawel S. vom 28.06.1971, ebd., S. 3017.
312 Schreiben der Gauselbstverwaltung an die Reichsstatthalterei vom 27.03.1940, zitiert nach: Nowak, Karolina, die Vernichtung, a. a. O., S. 54.
313 Zeugenvernehmung Fritz L. vom 22.08.1977, BAL B162/15600, Bl. 233.
314 Heiden händigte in Kosten die Listen der selektierten Patienten an die Pfleger aus, er war wesentlich am Abtransport der Patienten beteiligt. Vgl. Klee, Ernst, „Euthanasie", a. a. O., S. 102. Vgl. Zeugenvernehmung Wilhelm Heiden vom 25.09.1962, BAL B162/43425, Bl. 360.

ethnische Verteilung des Reichsgau Warthelands verwundern. Mit aller Wahrscheinlichkeit handelte es sich dabei nicht nur um die volksdeutschen wartheländischen Kranken, die in die Anstalt gebracht wurden, sondern vielmehr um volksdeutsche Rückwanderer. So ist für den Warthegau für das Jahr 1940 eine übergebietliche Aufnahme von 768 „geisteskranken Umsiedlern" aus Lettland, Litauen, Estland und Bessarabien verzeichnet.[315] Knapp 400 „Geisteskranke" trafen im Mai 1940 in Tiegenhof ein, nachdem sie zuvor in den Anstalten Arnsdorf und Meseritz-Obrawalde untergebracht waren.[316] Da Tiegenhof die einzige Anstalt im Warthegau war, die die Spezifika für eine Aufnahme erfüllte und bereits durch das Sonderkommando Lange vollends geräumt war, ist es recht wahrscheinlich, dass die „Umsiedler" hier untergebracht wurden.[317] Ein gewisser Teil der neuen Patienten in Tiegenhof geht wohl auch zurück auf die Bestimmungen des deutsch-sowjetischen Umsiedlungsvertrages vom 5. September 1940. Nachdem die Sowjetunion infolge des Hitler-Stalin-Paktes Bessarabien im Sommer 1940 besetzt hatte, sollte die deutsche Minderheit unter der Handlungsmaxime „Heim ins Reich" aus Bessarabien und Nordbukowina ins Deutsche Reich umgesiedelt werden.[318] Mindestens 100 Patienten kamen so nach Tiegenhof, wie der spätere Arzt und Leiter der Kinderfachabteilung in Tiegenhof, Walter Kipper, angab: „Ich war im Jahr 1940 als Volksdeutscher aus der Bukowina ausgesiedelt worden. In meiner Eigenschaft als Psychiater hatte ich an die 100 Kranken an die Anstalt Tiegenhof zu überstellen."[319] In welche Anstalten die baltendeutschen Patienten weiterverlegt wurden, geht aus den Akten nicht hervor. Mindestens 20 Patienten, die sich im Frühjahr 1940 in Tiegenhof aufhielten, sollen zumindest nach Hadamar verlegt worden sein, wo sie ihren Tod durch Vergasung fanden.[320] Für andere wiederum war Tiegenhof selbst die Tötungsstätte. So berichtet die polnische Oberpflegerin Maria T., „daß die aus den baltischen Ländern

---

315 Später fielen die Geisteskranken den Einsatzgruppen beim Einmarsch in die Sowjetunion zum Opfer, Vgl. Klee, Ernst/ Dreßen, Willi (Hrsg.), „Gott mit uns". Der deutsche Vernichtungskrieg im Osten 1939–1945, Frankfurt a. M. 1989, S. 83ff; Vgl. Nowak, Karolina, Die Vernichtung, a. a. O., S. 54.
316 Vgl. Fiebrandt, Maria, Volks- und Reichsdeutsche, a. a. O., S. 222.
317 Wartha wäre als Anstalt für die Aufnahme noch in Frage gekommen, wurde jedoch erst Anfang April vom Sonderkommando Lange leergemordet.
318 Vgl. Kosiul, Willi, Die Bukowina und ihre Buchenlanddeutschen, Band 2. Die rumänische Bukowina von 1918 bis 1940 und die Umsiedlung der Buchenlanddeutschen 1940 in das Deutsche Reich, Oberding 2012, S. 261f.
319 Vgl. Zeugenvernehmung Dr. Walter Kipper vom 18.11.1964, BAL B162/17401, Bl. 3828.
320 Vgl. Jaroszewski, Zdzislaw (Hrsg.), Die Ermordung, a. a. O., S. 91.

angekommenen Patienten massenweise in kurzer Zeit nach ihrer Ankunft umkamen. [...] [C]harakteristisch war [...] der Umstand, daß sie meistens infolge blutigen Durchfalls verstarben."[321] Allein von den im Mai eingetroffenen 386 Baltendeutschen verstarben 105 im Laufe des Jahres 1940 an den scheinbaren Folgen von Marasmus oder Darmerkrankungen.[322] Auch hier lässt sich aufgrund der fehlenden Sterbebucheinträge die Sachlage nicht eindeutig rekonstruieren. Fest steht jedoch, dass blutiger Durchfall Resultat einer mangelnden medizinischen Versorgung und Hygiene ist. Inwiefern ein solches Patientensterben bereits im Sommer 1940 akzeptiert und passiv durch das neue deutsche Pflegepersonal getragen wurde, lässt sich mit dem vorliegenden Material nicht klären. Es ist dennoch naheliegend, Rieß Aussage etwas zu revidieren, wenn er behauptet: „Spätestens im Herbst 1941 wurde Tiegenhof selbst zur Tötungsanstalt."[323] Hier wird ein Zwei-Phasen-Modell veranschlagt, dass sich in Patiententötungen durch das Sonderkommando Lange von 1939–1941 und Tötungen infolge der dezentralen Euthanasie 1941–1945 aufspaltet. Überschneidungen wie sie durch die Zeugin Maria T. beurkundet wurden, fallen aus diesem Prinzip heraus und verschleiern so das Einhergehen von zentraler und dezentraler Euthanasie. So bildet allein die Entlassung des Großteils des polnischen Personals ein Indiz für die Neustrukturierung der Heilanstalt. Die Pflegerinnen und Pfleger, die im Anstaltsbetrieb verblieben, wurden auf Hilfsjobs verdrängt und schlecht versorgt: „Die Behandlung des polnischen Personals durch die Vorgesetzten war hart und rücksichtslos. [Sie] [...] mußte[n] die gewöhnlichsten Arbeiten verrichten und sie durften nur in dunklen, feuchten unbeheizten Kellerräumen wohnen."[324] Es ist daher recht unwahrscheinlich, dass die Kranken in den rassistischen Handlungsvorstellungen des leitenden Personals ähnlich, wenn nicht gar besser behandelt wurden, als das polnische Pflegepersonal. Ebenfalls spricht die Verabschiedung einer Verschwiegenheitsklausel im Jahr 1940 für einen früheren Beginn einer selbstständigen Tötung als die durch Rieß angegebene Zäsur. So wurde das polnische Personal per Eid verpflichtet Tötungsvorkommnisse geheim zu halten und nicht an andere weiter zu geben.[325] Den Eid selbst nahm Hans Meding ab, der ab April 1940 Verwaltungsleiter in Tiegenhof war.

---

321 Zeugenvernehmung Maria T. vom 24.05.1972, BAL B162/17395, Bl. 3060.
322 Vgl. Fiebrandt, Maria, Volks- und Reichsdeutsche, a. a. O., S. 227.
323 Vgl. Rieß, Volker, Die Anfänge, a. a. O., S. 325.
324 Das Verhalten des deutschen Personals gegenüber den kranken Polen und dem polnischen Pflegepersonal während der Zeit der deutschen Okkupation, gez. Jadwiga G., Zofia W., Maria T., Kazimiera N., BAL B162/17389, Bl. 2120.
325 Ebd.

Bei Nichtbefolgung drohte dieser mit der Gestapo und einem Abtransport in das Konzentrationslager Dachau.[326] Der Datierung als Tötungsanstalt ab 1941 ist zugleich immanent, dass erst hier ein quantitativer Anstieg der Patiententötungen nachweisbar ist und dieser auch als Grundlage per definitionem genommen wird. Tötungen durch Mangelversorgung und hygienischer Nichtversorgung erhielten so den Anstrich eines ‚regulären' Anstaltsbetriebes mit einkalkulierten Todesfolgen, ähnlich derer der Kriegsjahre 1914–1918.

Bis zum Juni 1941 lassen sich aufgrund fehlender Quellennachweise kaum Aussagen über das Anstaltsleben treffen. Lediglich in personeller Hinsicht finden sich kleine Änderungen. So wurde der Pflegevorsteher Reich gegen Heinrich Jobst im Mai 1940 ausgetauscht.[327] Dass die Gauselbstverwaltung die tödlichen Ambitionen ihres Angestellten prämierte, geht aus einer Vorschlagsliste zur Verleihung des Kriegsverdienstkreuzes II. Klasse (ohne Schwerter) vom 12. Juni 1941 hervor. Reichs Mitverantwortung am Krankenmord wurde hier verschleiernd als Lob verklausuliert, hatte sich dieser doch „bei der Ausrichtung des Pflegepersonals auch unter schwierigsten Verhältnissen in jeder Beziehung bewährt und verdient gemacht"[328]. Die engen Verbindungen der Gauselbstverwaltung zum Krankenmord zeigen sich darüber hinaus bei der Nutzung Tiegenhofs als fiktiver Begräbnisstätte ab Frühjahr 1940 für aus anderen polnischen Anstalten „evakuierte" Patienten. Wesentlich verantwortlich hierfür war die bereits erwähnte *Zentralstelle für Krankenverlegung* unter Otto Fischer. Von der Gauselbstverwaltung in Posen wurde dazu eine Liste geführt, nach der in anderen Anstalten oder an anderen Orten getötete Pfleglinge zum Zwecke der Tarnung fingierte Begräbnisplätze in Tiegenhof erhielten. Die deutsche Pedanterie schreckte nicht davor zurück, die Erfassung der Ermordeten dem System eines regulären Friedhofs anzugleichen. So wurde die Tarnung gerade dahingehend pervertiert, dass die Scheingräber nach einem bestimmten System nummeriert, die Grabstellen alphabetisiert und die Angehörigen offiziell benachrichtigt wurden.[329] Die fingierten Benachrichtigungen an die Familien beinhalteten zumeist die gleichen Angaben: „[D]er eine oder andere Kranke [sei] an dem und dem Tage an der oder jener Krankheit gestorben und auf dem Anstaltsfriedhof in Dziekanka unter der oder jener

---

326 Vgl. Zeugenvernehmung Wojciech C. vom 19.07.1972, BAL B162/17395, Bl. 2996.
327 Vgl. Zeugenvernehmung Jozef C. vom 03.04.1946, BAL B162/17389, Bl. 2124.
328 Vorschlagsliste zur Verleihung des Kriegsverdienstkreuzes II. Klasse (ohne Schwerter), BAL B162/17469, Bl. 42.
329 Vgl. Bericht des polnischen Arztes Jan Gallus, BAL B162/25598, Bl. 39.

Nummer des Gewanns A, B, C usw. begraben worden."[330] 1.506 Opfer aus anderen polnischen Anstalten sind dokumentarisch und namentlich gesichert. Die Leichen der Vernichtungstransporte selbst wurden nie nach Tiegenhof gebracht, sondern in Massengräbern in den Wäldern mehr verscharrt als vergraben.[331] Besonders perfide war die Tatsache, dass Angehörige die Grabstelle durch die Anstalt Tiegenhof für 10 Reichsmark im Jahr pflegen lassen konnten. So schrieb die Schwester einer Getöteten aus Kosten, die angeblich nach Tiegenhof verlegt wurde und dort starb, an die Anstaltsleitung:

> *„Im Gewann A befindet sich das Grab Nr. 24 in dem die Gebeine meiner verstorbenen Schwester [...] ruhen. Jedes Jahr [...] zahlte ich 10.— RM für die Pflege des Grabes und ich bitte Sie höflichst, das Grab weiterhin zu pflegen und mit Blumen zu bepflanzen. Ich bitte Sie mir mitzuteilen, wieviel [sic!] ich dafür zu zahlen habe."*[332]

Der Direktor Viktor Ratka selbst antwortete darauf:

> *„Auf ihre Anfrage teile ich Ihnen mit, daß in der Summe für 10.- RM jährlich für die Grabpflege ebenfalls die Bepflanzung des Grabes enthalten ist. Weitere Überweisung ist also überflüssig."*[333]

Besagte Schwester befand sich zwar namentlich auf der Liste, der in Tiegenhof fiktiv begrabenen Personen. Sie erschien jedoch nirgends auf einer Krankenliste oder Transportliste, geschweige denn, dass sie in Tiegenhof jemals gewesen sei oder gar beerdigt wurde. Die Listen waren auch nach der Räumung der anderen polnischen Anstalten in den folgenden Monaten und Jahren noch Anlass für einen Schriftwechsel zwischen der Gauselbstverwaltung und der Anstalt Tiegenhof. Als eine Patientin scheinbar versehentlich in die fingierte Liste aufgenommen wurde, schrieb Otto Fischer dem neuen Pflegevorsteher Jobst am 6. August 1941:

> *„Bei meinem letzten Besuch haben wir auf dem Anstaltsfriedhof festgestellt, daß das Gewann Nummer C. 136 mit einem Holzkreuz versehen ist. Ich habe bei der Verwaltung bei Frau G[.] festgestellt, daß an dieser Stelle am 4.11.1940 Emilia W[.] begraben wurde, die in der Anstalt am 1.11.1940 verstorben ist.* **In diesem Fall handelt es sich also um einen normalen Tod** *[Hervorhebung durch E.S.]. Nach dem Friedhofsplan [...] ist das Grabgewann Nr. C. 135 als Pflegestelle bestimmt worden [...] und man an dieser Stelle keine anderen begraben darf. Meiner Meinung nach ist hier ein Fehler eingetreten. Es geht in diesem Fall nicht um das Grabgewann Nr. C. 135, sondern um das Grabgewann Nr. C. 136.*

---

330 Ebd., Bl. 40.
331 Vgl. Rieß, Volker, Die Anfänge, a. a. O., S. 348.
332 Zitiert nach: Bericht des polnischen Arztes Jan Gallus, BAL B162/25598, Bl. 46.
333 Ebd., Bl. 47.

Da dieses Grabgewann Nr. C. 136 von mir mit 4 Personen belegt wurde, bitte ich folgende Personen [...] auf der zugestellten Liste auf das Grabgewann Nr. C. 135 umzuschreiben."[334]

Wenn es sich in diesem einen Fall um einen „normalen Tod" gehandelt habe, spricht einiges dafür, dass die anderen vier erwähnten Personen lediglich zum Schein bestattet wurden. Ähnlich zynisch ist die Tatsache, dass die Gräber einfach umgeschrieben wurden, obwohl an die Stelle von Emilia W. kein anderer begraben werden sollte. Weitere Dokumente beweisen zugleich, dass Opfer immer wieder auf verschiedene Gräber umgeändert wurden, beziehungsweise teilweise wieder gestrichen werden mussten, weil sie bereits in anderen Anstalten als beerdigt registriert galten.[335] Die Dokumentation eines Scheinfriedhofs verdeutlicht ebenso die exponierte Stellung der Anstalt und vor allem den Facettenreichtum in der nationalsozialistischen Verschleierungspolitik. Der anstaltseigene Friedhof zumindest wurde ab 1941 zunehmend zu einem Massenfriedhof der Tiegenhofer Patienten.

4.4 Die Transporte von Juni 1941 bis zum „Euthanasie" stopp

Im Juni 1941 kam das Sonderkommando Lange noch einmal nach Tiegenhof. Zuvor waren Pensionäre aus der St. Josefanstalt Posen nach Tiegenhof gebracht worden. So berichtet Dr. Hans N., der bis 1942 Arzt in Tiegenhof war:

> *„Im Sommer 1941 wurden eine Reihe pflegebedürftiger alter Leute, teils erblindet, teils halb taub, in einen LKW oder einen Bus geladen, angeblich um in ein Altersheim gebracht zu werden. Was aus ihnen geworden ist, weiss ich nicht."*[336]

Auch die polnische Pflegerin Jadwiga G. berichtete von diesem Transport. Nach ihrer Beurteilung handelte es sich hierbei um Patienten, die ratlos und geistesschwach gewesen seien, jedoch „waren es nicht psychisch kranke Personen"[337]. Sie verblieben insgesamt zwei Tage in der Anstalt.[338] Die genaue Anzahl der Pensionäre geht aus den Akten nicht hervor, denn kurze Aufenthalte mussten durch

---

334 Ebd., Bl. 41f.
335 So finden sich in den Akten etliche getötete Patienten deren Scheingräber in Tiegenhof aufgelöst wurden, weil sie bereits in Kosten oder Schrimm beerdigt waren. Vgl. ebd., Bl. 42f.
336 Zeugenvernehmung Dr. Hans N. vom 12.10.1962, BAL B162/17401, Bl. 3885.
337 Zeugenvernehmung Jadwiga G. vom 23.05.1972, BAL B162/17395, Bl. 3004. Ähnliches berichtet die deutsche Oberschwester Frieda W. Vgl. Zeugenvernehmung Frieda W. vom 16.04.1963, BAL B162/17402, Bl. 3965.
338 Vgl. Zeugenvernehmung Maria L. vom 23.04.1963, BAL B162/17401, Bl. 3859.

die Stationsärzte nicht an die Verwaltung weitergegen werden.[339] Als Langes Mordkommando am 3. Juni 1941 40 Patienten abtransportierte, zählten sie zu den selektierten Personen. Die Transporte die am 3. und 4. Juni, sowie am 3., 4. und 5. Juli 1941 durch das SS-Sonderkommando durchgeführt wurden, umfassten insgesamt 158 Personen.[340] Sie unterschieden sich nicht nur in quantitativer Hinsicht von den Transporten des Vorjahres, sondern auch in organisatorischer. Zwar wurden auch hier wiederum die Patienten vor ihrem Abtransport in einer separaten Abteilung gesammelt, die Listen jedoch wurden nicht vom Pflegepersonal zusammengestellt, sondern entweder von Lange mitgeführt oder durch die Verwaltung Tiegenhofs an die Pfleger ausgehändigt. Hinsichtlich der Listenerstellung durch die Anstaltsadministration berichtet die Pflegerin Emma S.: „Es war so, dass die Stationen jeweils den Bescheid bekamen, dass die oder jener Kranke in das Haus IV zu bringen sei. Das war eine ruhige Station."[341] Die Abt. IV als Sammelstation für den Abtransport im Sommer 1941 wurde auch von anderen Zeugen bestimmt.[342] Bei der Koordination und Überführung der Kranken in die Abt. IV hatte der Pflegevorsteher Jobst die leitende Funktion inne. Damit trat er nicht nur in personeller Hinsicht in die Fußstapfen seines Vorgängers Reich, sondern auch in funktioneller und war somit wesentlich verantwortlich für den Abtransport der Kranken.[343] Die Listen zu selektierender Patienten führte andererseits auch Lange selbst mit sich. Der ehemalige SD-Leiter Georg U. sah solche Anweisungen bei einem Besuch im Sommer 1941:

„Als ich dort ankam [in Tiegenhof, Anmerkung E.S.], stand ein Gefährt da, das auf mich wie ein Möbelwagen wirkte. Dr. Ratka erzählte mir – und das was ich jetzt aussage weiss [sic!] ich nur von ihm – daß ein Kriminalkommissar von seiner Anstalt Kranke abholen solle. [...] Der Kriminalkommissar der Lange oder Langer hiess [sic!] [...] hatte eine Bescheinigung, besser Vollmachten des Landeshauptmannes Dr. Schulz, die ihn ermächtigten, zu tun, was er für richtig hielt und sich über Dr. Ratka hinwegzusetzen."

Da Lange die Listen von der Gauselbstverwaltung durch Schulz bekam, ist es naheliegend, dass diese auch die Listen für die Anstaltsadministration

---

339 Vgl. Zeugenvernehmung Verwaltungssekretär Alwin G. vom 28.09.1978, BAL B162/15600, Bl. 310.
340 Vgl. Bericht des polnischen Arztes Jan Gallus, BAL B162/25598, Bl. 37.
341 Zeugenvernehmung Emma S. vom 23.04.1963, BAL B162/17401, Bl. 3910.
342 Vgl. Zeugenvernehmung Dr Hans N. vom 12.10.1962, ebd., Bl. 3858; Zeugenvernehmung Elfriede K. vom 24.04.1963, ebd., Bl. 3852; Fritz L., ohne Datum, BAL B162/15600, Bl. 324.
343 Vgl. Einstellungsverfügung der StA Hildesheim wegen Mordes in der ehemaligen Gauheilanstalt Tiegenhof vom 29.12.1978, BAL B162/43425, Bl. 394.

zusammenstellte. Aufschluss darüber gibt vor allem ein ähnliches Prinzip, das bei dem Abtransport pommerscher Anstaltsinsassen griff:

> „Die Anstaltsleitung wurde durch ihre vorgesetzte Dienststelle, das war der Landeshauptmann in Stettin, davon unterrichtet, daß die und die Kranken durch eine sogen. „Gemeinnützige Krankentransportgesellschaft" abgeholt und in sogen. „überflüssige" Anstalten im Warthegau oder anderen besetzten Gebieten überführt würden. [...] [Da] wir seit eh und jeh gehalten waren, terminmäßig dem Landeshauptmann zu melden, welche Kranken heilbar und unheilbar waren."[344]

In Tiegenhof wurde ebenso verfahren. Die Entscheidung zur Auswahl der zu tötenden Patienten lag somit wesentlich bei der Gauselbstverwaltung. Gerade diese Form der verwaltungstechnischen Selektion führte nicht selten zu einer Entschuldungsstrategie des leitenden Anstaltspersonals nach 1945. So habe die routinemäßige Einteilung in heilbar und unheilbar krank in den Anstalten selbst dazu geführt, dass man nicht wissen konnte, dass die „Entscheidung vielleicht einmal von anderen Stellen mißbraucht werden könnten."[345] Innerhalb Tiegenhofs war es dagegen ab 1940 ein offenes Geheimnis, das Patienten durch die ärztliche Unterteilung in heilbar und unheilbar, dem Tod freigegeben wurden.[346]

Bezüglich Unterscheidungscharakteristika der Abtransporte aus den Jahren 1939/1940 und dem Abtransport im Sommer 1941, lässt sich auch eine Art „Professionalisierung" des Gaswagentyps des SK Lange erkennen:

> „Die ersten Transporte von Kranken wurden im Winter 1939/40 durch ein SS-Kommando mit einem gewöhnlichen Lastkraftwagen abgeholt. [...] Ein gutes Jahr später, es war nicht mehr Winter, begann eine neue Lastwagenaktion. [...] Mit einem SS-Kommando fuhr [sic!] eines Morgens ein Lastwagen vor, der die Aufschrift trug „Kaisers Kaffeegeschäft". Während die ersten Wagen offen und mit Planen versehen waren – d.h. während der von mir oben beschriebenen ersten Serie der Verlegungen – war nunmehr dieser – einzige – Wagen vollkommen geschlossen. Vom Kasten abgesetzt war das Fahrhaus. Es handelte sich um eine Zugmaschine. [...] Während des Verlegungsvorganges war nur deutsches Personal dabei. [...] Dieser Wagen kam für einige Tage nach Tiegenhof, wurde jeweils gefüllt und kam dann zurück. In diesen Wagen kamen meines Wissens nur polnische Patienten. Diesmal wurde nicht die ganze Anstalt geräumt. Schon beim ersten Mal, als dieser Wagen kam, fiel uns das Rohr vom Motor in den Kasten auf. Wir hatten damals schon die – weitgehende – Vermutung, daß die Abgase zur Tötung der Kranken in den Aufsatz-Raum geleitet werden sollten."[347]

---

344 Zeugenvernehmung Dr. Johannes Banse vom 18.09.1962, BAL B162/15611, Bl. 5.
345 Ebd.
346 So gibt die Zeugin Emma S. an, dass innerhalb des Anstaltspersonals sehr wohl über die Transporte und deren eigentlichen Zweck gesprochen wurde. Vgl. Zeugenvernehmung Emma S. vom 23.04.1963, BAL B162/17401, Bl. 3910.
347 Zeugenvernehmung Bogdan O. vom 21.06.1971, BAL B162/15612, Bl. 1ff.

Ähnlich berichtete die deutsche Oberpflegerin Klara W., die an späteren Einzeltötungen von Patienten beteiligt war, vom neuen Gaswagentyp:

> „Es erschien eines Tages ein Wagen mit 3 SS-Leuten. Es handelte sich um eine Art Möbelwagen ohne Fenster, nur am oberen Rand befand sich eine Reihe von kleinen Oberlichtern, Dieser Kraftwagen hatte noch einen kleinen Anhänger der eine Schlauchverbindung zum großen Wagen hatte. Bei einem Transport war ich dabei mit anderen Pflegerinnen die Kranken in diesen Wagen zu tragen, als wir ganz entsetzt die Schlauchverbindungen sahen. [...] In den Wagen befanden sich an den Seiten Bänke worauf wir die Kranken setzten. Auf dem Boden lag etwas Stroh. [...] Die SS-Leute haben die großen Flügeltüren geschlossen und fuhren aus der Anstalt. Hinten in den Wagen ist kein SS-Mann eingestiegen."[348]

Die wohl aus Gründen der Tarnung versehene Tötungsmaschinerie mit dem Aufdruck „Kaisers Kaffeegeschäft", hatte den Vorteil, dass das Vergasungskommando unbemerkt von Anstalt zu Anstalt fahren konnte. Bei diesem Gaswagentyp dürfte es sich jedoch noch um ein älteres Modell gehandelt haben, dass die Vergasung mit CO-Stahlflaschen herbeiführte. Die Schilderungen der Vorkommnisse durch weitere Angehörige des deutschen Pflegepersonals lassen zumindest vermuten, dass mindestens zwei unterschiedliche Gaswagen im Einsatz waren.[349] Der Gaswagen, der die Ähnlichkeit eines Möbelwagens besaß und durch einen Trecker gezogen wurde, war die Vereinigung von Zugmaschine, Anhänger und Giftgasquelle zugleich. Die Tötungsprozedur erfolgte dabei über die Auspuffgase der Zugmaschine und nicht wie zuvor geschehen durch das Einlassen von Kohlenmonoxid. Die Weiterentwicklung des Gaswagens muss erst recht im Kontext des bevorstehenden Angriffs auf die Sowjetunion im Juni 1941 betrachtet werden. Tatsächlich wurden hier im Verlauf des Vernichtungskrieges gegen die Sowjetunion Gaswagen gleichen Typs eingesetzt, die sowjetische Soldaten, Psychiatriepatienten und Juden töteten.[350] Gründe für die Weiterentwicklungen müssen daher in der zu bewältigenden Entfernung der zukünftigen Einsatzgebiete gesehen werden, die das logistische Problem bargen, eine ausreichende Menge an CO-Stahlflaschen in die baldigen Orte der Vergasungen zu bringen. Legt man diesen Hintergrund den Tötungen im Sommer 1941 in Tiegenhof zugrunde, besaß Langes Sonderkommando nach wie vor Experimentiercharakter auf der Suche nach der ‚bestmöglichen' Tötungsmethode.

Die Tiegenhofer Patienten wurden im Gegensatz zu den vorherigen Transporten auch nicht mehr per Injektionen betäubt, was darauf hindeutet, dass

---

348 Zeugenvernehmung Klara W. vom 26.09.1962, BAL B162/17402, Bl. 3952f.
349 Vgl. Zeugenvernehmung Elfriede K. vom 24.04.1963, BAL B162/17401, Bl. 3845.
350 Beer, Mathias, Gaswagen, a. a. O., S. 162f.

mittels Gaswagen zugleich die Art der Konzentration des Kohlenmonoxids und somit die Geschwindigkeit des Tötungsprozesses erfasst werden sollte. Der Chemiker Dr. Albert Widmann beschrieb in seiner Vernehmung 1960 das Ziel solcher Testvergasungen. Im Mittelpunkt stand vor allem die Frage in welcher Zeit und unter welchen Umständen die effektive einprozentige CO-Konzentration erreicht werden könne, denn „[b]ei diesem CO-Gehalt tritt in kurzer Zeit tiefe Bewusstlosigkeit und dann der Tod ein (3. Stadium der CO-Vergiftung). Man wollte erreichen, dass das erste [Benommenheit und Übelkeit] und zweite Stadium [Erregungszustände] der CO-Vergiftung nicht erst eintrat."[351] Die medikamentöse Betäubung der Patienten hätte in dieser perfiden Vorstellung die gewünschten Resultate verfälscht. So kam es nicht selten dazu, dass sich die Patienten bei ihrer Verladung in Tiegenhof wehrten und um sich schlugen.[352] Dem deutschen Pflegepersonal, das bei der Verladung der Kranken half, wurde mitgeteilt, dass die Transporte Richtung Generalgouvernement gehen würden.[353] Das Anstaltspersonal selbst konnte jedoch beobachten, dass der Wagen „nicht wie üblich in Richtung Stadt Gnesen, sondern in Richtung des großen Waldes [fuhr]."[354] Es ist naheliegend, dass die Patienten während der Fahrt getötet und ihre Leichen dann in den Wäldern vergraben wurden. Da zu diesem Zeitpunkt das Häftlingskommando des Posener Fort VII nicht mehr existierte, lassen sich die Orte der Tötung nicht genau lokalisieren.[355] Ebenfalls scheiterte ein Versuch des Pflegepersonals den eigentlichen Bestimmungsort herauszufinden.[356] Die Vergasungen während der Fahrt folgten jedoch stets dem gleichen Konstruktionsprinzip: „Bei Anlassen des Motors und nach hergestellter Verbindung gingen die Auspuffgase des Motors durch den Auspuff in den Abgasschlauch und von dort in das im Wageninneren angebrachte Auspuffrohr, wo das Gas sich dann verteilte."[357]

---

351 Zitiert nach ebd., S. 161.
352 Vgl. Zeugenvernehmung Emma S. vom 23.04.1963, BAL B162/17401, Bl. 3908.
353 Vgl. Zeugenvernehmung Klara W. vom 23.09.1962, BAL B162/17402, Bl. 3953.
354 Zeugenvernehmung Maria L. vom 23.04.1963, BAL B162/17401, Bl. 3952. Ähnliches berichtet auch Pfleger Erich M., Zeugenvernehmung Erich M., ohne Datum, BAL B162/15600, Bl. 182.
355 Das Häftlingskommando ist wahrscheinlich nach den Räumungen der wartheländischen Anstalten aufgelöst worden und an anderen Stellen eingesetzt worden. Vgl. Zeugenvernehmung Henryk Mal. vom 20.07.1967, BAL B162/43459, Bl. 127.
356 So ließ die Oberpflegerin Maria L. eine Schwester per Fahrrad den Transporten von Lange hinterherfahren, was Lange jedoch bemerkte und zur Umkehr der Schwester führte. Zeugenvernehmung Maria L. vom 23.04.1963, BAL B162/15611, Bl. 157.
357 Zeugenvernehmung Harry Wentritt vom 02.02.1961, BAL B162/5066, Bl. 260f.

Inwiefern es sich bei der von Jan Gallus festgestellten Patientenzahl von 158 um die wirkliche Zahl der Abtransportierten im Sommer 1941 handelte, lässt sich nicht eindeutig eruieren. Realistischer ist die Annahme einer Grauzone, die einen höheren Patientenabtransport begünstigte und eben nicht im sogenannten „Evakuierungsbuch" erfasst wurde. Aufschluss darüber geben nicht nur die Angaben des Pflegepersonals bezüglich der unterschiedlichen Patientengruppen, die abtransportiert und getötet wurden, sondern vor allem die häufige Beobachtung des ankommenden Sonderkommandos: „In Tiegenhof sind zahlreiche Transporte abgegangen […] Ich möchte sie unverbindlich auf 12 bis 15 schätzen. So alle 6 bis 8 Wochen kam einmal der große dunkle Wagen, in dem man die Kranken hineinbrachte. […] Uns war klar, dass man diese Kranken in irgend einer [sic!] Form umbringen würde."[358] Nach diesen letzten Abtransporten durch das Sonderkommando setzte in Tiegenhof eine zunehmende Radikalisierung im Umgang mit den Patienten ein, die nicht mehr wie zuvor, wesentlich von außen bedingt war.

4.5 Die Rolle der „T4" bei der Vernichtung der Tiegenhofer Patienten

Wie dargelegt, organisierte in dieser ersten Phase der Patiententötungen von Dezember 1939 bis Juli 1941 die Gauselbstverwaltung die Ermordungen eigenständig. Sowohl die listenmäßige Erfassung der Patienten, das *Sonderstandesamt* unter Fischer und die Nutzung eines eigenen Sonderkommandos unter Herbert Lange sprechen deutlich dafür, dass die Befehlsgewalt zur Vernichtung der Tiegenhofer Patienten im Wesentlichen von hier ausging. Im Gegensatz zu anderen Reichsgauen wie Danzig-Westpreußen, Ostpreußen und Pommern, griff die Berliner Zentrale bei der Krankenvernichtung im Wartheland nicht ein.[359] Das lag vor allem daran, dass sich unter Fischer zu Tötungs- und Tarnungszwecken eine eigenständige „Euthanasie"-Organisation gebildet hatte, die sich weniger organisatorisch von der Berliner Zentrale unterschied, als vielmehr im Umfang der zu ermordenden Patienten. Da der warthelländische Verwaltungsapparat zur vollen Zufriedenheit der „T4-Zentrale" arbeitete, sah man hier kein Interventionsbedürfnis. Mitunter hatte dies auch seine Ursachen in der staatsrechtlichen Sonderstellung des Warthegaus. Entscheidender dürfte dennoch gewesen sein, dass man neben der Organisierung und Koordinierung von Vernichtungstransporten und Anstaltsräumungen sowie deren nachfolgender bürokratischer

---

358 Zeugenvernehmung Maria L. vom 23.04.1963, BAL B162/15611, Bl. 157.
359 Vgl. Rieß, Volker, Die Anfänge, a. a. O., S. 108ff.

Verschleierung nebst Scheinbeerdigungen auf dem Anstaltsfriedhof ein Mordkommando besaß, das sowohl die Funktionen von Tötung und Transport vereinte. Das Vorgehen im Altreich unterschied sich grundlegend davon, benutzte man doch für den Abtransport der Kranken die Gemeinnützige Krankentransport GmbH (GeKrat), die die Patienten erst zu den Vernichtungszentren brachte.[360] Im Wartheland war das mobile Sonderkommando für beide Bereiche zuständig.

Ähnliches lässt sich hinsichtlich der sogenannten Meldebogen-Aktion und nachfolgender Selektion durch „T4"-Ärzte – die Praxis der Euthanasie im „Altreich" – konstatieren. Während bereits im September 1939 Conti einen Runderlass mit dem Betreff: „Erfassung der Heil- und Pflegeanstalten" erließ und die Meldebögen an die verschiedenen deutschen Anstalten schickte,[361] lässt sich ein solches Meldebogenverfahren aus den Zeugenaussagen beim leitenden Anstaltspersonal in Tiegenhof vor 1941 nicht finden. Zwar konnten sich einige Ärzte bei Vernehmungen an den Meldebogen I erinnern, ihre Angaben bezogen sich jedoch zumeist auf eine Phase ab Ende des Jahres 1941.[362] Zugleich lässt sich in der Tätigkeitszeit des Sonderkommandos Lange kein Hinweis auf das Vorhandensein von „T4"-Ärzten im Wartheland finden. Ratka führte zwar Selektionen in der Altenanstalt Srem im Mai 1941 durch, die zu einem Abtransport der Patienten durch das Sonderkommando Lange führten,[363] diese waren aber nicht im Auftrag der „T4" erfolgt. Aus einer Auflistung aller „T4"-Ärzte zwischen September 1941 und März 1943 geht hervor, dass er erst ab dem 1. September bei der „T4-Zentrale" beschäftigt war.[364] Das korrespondiert ebenso mit der Tatsache, dass sich in den Handakten von Prof. Nitsche, dem Obergutachter der „Aktion T4", bis August 1941 keine Hinweise auf das Wartheland finden lassen.[365] In

---

360 Vgl. Klee, Ernst, „Euthanasie", a. a. O., S. 129ff.
361 Vgl. Runderlass vom 25.09.1939, unterzeichnet von Leonardo Conti, BAL B162/17414, Bl. 232f.
362 So können sich Dr. Walter Kipper und Dr. Hans N. an diese Meldebögen erinnern, beide geben aber an, dass sie diese erst nach Ratkas Wiederkehr sahen und somit frühestens 1942. Vgl. Zeugenvernehmung Dr. Walter Kipper vom 18.11.1964, BAL B162/17401, Bl. 3829 ; Vgl. Zeugenvernehmung Dr. Hans N. vom 12.10.1962, ebd., Bl. 3886.
363 Vgl. Zusammenfassung der StA Hildesheim, BAL B162/15603, Bl. 13; Sowie die Aussage des Anstaltsinspektors Walenty Z. vom 19.0.1970: „Ich sah, wie der Arzt rote Kreuze auf der Liste hinter den Namen der Kranken setzte, die keine vernünftigen Antworten geben konnten.", zitiert nach: Klee, Ernst, „Euthanasie", a. a. O., S. 110f.
364 Vgl. T4-Personalliste, in: Ebd., S. 195.
365 Vgl. Rieß, Volker, Die Anfänge, a. a. O., S. 351, Anm. 276.

der Verwaltung Tiegenhofs sind zudem die Eingänge verschiedener Erlasse des Reichsministeriums des Inneren verzeichnet. Da es sich hierbei zum Großteil aber um die Meldepflicht für bestimmte angeborene Krankheiten bei Kindern handelte, hatten sie zunächst keine Auswirkungen auf den Anstaltsbetrieb in Tiegenhof.[366] Dass die „T4-Zentrale" nicht in den frühen Tötungsprozess involviert war, zeigen auch die Selektionskriterien, die dem Abtransport zugrunde lagen. Zwar wurde auch hier nach Kriterien wie Heilbarkeit, Nützlichkeit und Anpassung an die Anstaltsordnung selektiert, sie waren jedoch keinesfalls so trennscharf wie beim professionalisierten und standardisierten Verfahren des „T4"-Apparates.[367] Allein die komplette Anstaltsräumung verdeutlicht, dass ein Primat der Vernichtung von Juden und Polen vor dem Primat der Selektion nach bestimmten Kriterien herrschte. In diesem Zusammenhang muss auch Alys Ansatz revidiert werden, der davon ausgeht, dass Tiegenhof und andere wartheländische Anstalten zum Zwecke von Raumbeschaffungsmaßnahmen für baltendeutsche Umsiedler und SS leergemordet wurden.[368] Sicherlich haben auch hier rationale Nützlichkeitserwägungen eine Rolle gespielt. Die Überbetonung dessen verkennt jedoch, dass in Tiegenhof und anderen Anstalten die gleichen rassistischen Maxime herrschten wie in der allgemeinen Politik der Besatzer im gesamten Gau. Der Krieg besaß von Beginn an Ansätze der rassenpolitischen Flurbereinigung, die sich in den Räumungen der Anstalten in den Jahren 1939–1941 widerspiegelten.[369] Initiator und Antreiber der Vernichtungsaktionen war demnach auch Gauleiter Greiser. Da Greiser nicht weniger radikal in seiner politischen Überzeugung und in seinem Handeln als die NS-Größen und „T4"-Bevollmächtigten des „Altreichs" war, wurde auch unter diesem Gesichtspunkt ein Einschreiten der „T4-Zentrale" obsolet.

Betrachtet man die Vernichtungsprozedur im Wartheland, hat es vielmehr den Anschein, als hätte die „T4-Zentrale" von den Erfahrungen im Reichsgau profitiert und sie nicht eigenhändig initiiert. Rieß geht dabei sogar so weit zu

---

366 Siehe Bewährung öffentlicher Fürsorge zur Behandlung von Kindern mit schweren angeborenen Leiden, Erlass des Reichsministerium des Inneren vom 18.06.1940 und Behandlung mißgestalteter usw. Neugeborener, Erlass des Reichsministeriums des Inneren vom 01.07.1940, BAL B162/15611, 144f.
367 Ähnlichkeiten lassen sich hier ebenfalls bei dem Ausflug des Sonderkommandos nach Ostpreußen erkennen, Vgl. Topp, Sascha, Krankentötungen in Ostpreußen. Ein Vergleich der „Aktion Lange" und der „Aktion T4", in: Rotzoll, Maike, u.a. (Hrsg.), Die nationalsozialistische „Euthanasie"-Aktion „T4", a. a. O., S. 169–174.
368 Vgl. Aly, Götz, Endlösung, a. a. O. S. 114–126.
369 Vgl. Rieß, Volker, Zentrale und dezentrale Radikalisierung, a. a. O., S. 139.

behaupten, dass sie lediglich informell über die Probevergasungen im Posener Fort VII unterrichtet war.[370] Obwohl sich in den Akten und der gesichteten Literatur kein Hinweis darauf befindet, dass die „T4-Zentrale" Personal in das Posener Fort VII schickte, ist allein die Anwesenheit des bereits erwähnten August Becker Indiz dafür, dass zumindest ein enger Zusammenhang zwischen Probevergasung und „T4" besteht. Becker, der zuvor Chemiker des RSHA war, wechselte nach den Probevergasungen im Fort VII zur Euthanasiezentrale.[371] Folgt man Rieß Ansatz so könnte die „T4-Zentrale", die seit September 1939 nach einer geeigneten Tötungsmethode suchte, von Becker über die erfolgreiche Nutzung der CO-Vergasungen informiert worden sein.[372] Seine Anwesenheit als einer von wenigen exklusiven Teilnehmern bei der ersten Probevergasung im Januar 1940 in Brandenburg an der Havel spricht zudem für seine exponierte Stellung innerhalb der „T4"-Organisation. Die Erfahrungen die im Posener Fort VII und in Brandenburg an der Havel gemacht wurden, führten dazu, dass Kohlenmonoxid reichsweit als geeignete Tötungsmethode in den sechs großen „T4"-Tötungszentren Anwendung fand. Der Zusammenhang zwischen „Aktion T4" und den Patiententötungen im Wartheland ergibt sich daher vor allem aus dem Verständnis des Warthelands als Laboratorium zur Vernichtung, obgleich die Vergasungen im Posener Fort VII nicht ausschlaggebend für die Festlegung auf Kohlenmonoxid gewesen sein dürften. Sie waren aber definitiv ein nicht unwesentlicher Beitrag auf der Suche nach dem ‚geeigneten' Tötungsmittel.

Hinsichtlich der Weiterentwicklung des Gaswagens zeigt sich das beim RSHA ansässige Kriminaltechnische Institut (KTI) verantwortlich. Die späteren Vernichtungsaktionen unter dem erweiterten Sonderkommando Lange in Chełmno sowie die Gaswageneinsätze in Mogilew und Minsk unter verschiedenen Einsatzgruppen hatten ebenfalls ihren Ursprung in den Tötungen der warthländischen Anstaltspatienten. Im Gegensatz zu den Vergasungen im Posener Fort VII oder der Nutzung der mobilen Vergasungsstätte im Januar 1940 in Tiegenhof hatten diese aber Experimentiercharakter hinsichtlich der späteren Judenvernichtung. Ein Zusammenhang zwischen Gaswagenentwicklung und „T4" lässt sich nur über das KTI herstellen. Da das KTI Denkschmiede für Tötungsmethoden war und es etliche Überschneidungen zwischen Mitarbeitern der „T4" und des KTIs gab, liegt die Vermutung nahe, dass hier ein enger Zusammenhang bestand. So war Becker beispielsweise ab Oktober 1941 wieder

---

370 Vgl. Rieß, Volker, Die Anfänge, a. a. O., S. 350.
371 Vgl. Klee, Ernst, „Euthanasie", a. a. O., S. 100.
372 Vgl. Ley, Astrid, Massentötung, a. a. O., S. 94.

im Reichssicherheitshauptamt und für die Inspektionen der im Einsatz der Sicherheitspolizei und des SD befindlichen Gaswagen zuständig.[373] Da es im August bereits zum „Euthanasie"-Stopp kam, bereitete man sich aber schon auf die Vernichtung einer neuen Zielgruppe vor. Retrospektiv bestand daher auch kein ausschließlicher Zusammenhang zwischen Gaswagenentwicklung, Nutzung im Warthegau und der „Aktion T4". Vielmehr offenbart sich auch hier der allgemeine Charakter der Vernichtung ‚Minderwertiger'. Obgleich sich die Maßnahmen in Motivation, Verlauf und Ausmaß von der Shoah unterschieden, diente die nationalsozialistische „Euthanasie" in vielerlei Hinsicht als technisches Vorbild.[374] Die allgemeine Rolle der „T4" im Zusammenhang mit der Vernichtung der Tiegenhofer oder anderer wartheländischer Patienten muss daher auch bis zum „Euthanasie"-Stopp am 24. August 1941 als sehr gering eingeschätzt werden. Erst danach ergab sich eine dauerhafte Zusammenarbeit zwischen der bis zu diesem Zeitpunkt für den Mord hauptverantwortlichen Posener Gauselbstverwaltung und der Berliner Zentrale. So waren gerade die überbezirklichen Krankenverlegungen Resultat der Zusammenarbeit von Posener Gauselbstverwaltung und „T4"-Organisatoren.[375] Tiegenhof wurde somit im Laufe des Krieges zunehmend zum Aufnahmeort der reichsdeutschen Einrichtungen. Zumeist wurde die Verlegung vordergründig mit der Evakuierung aus luftschutzgefährdeten Gebieten begründet. Tatsächlich aber wurden die Nachforschungen von Angehörigen erschwert und gleichzeitig ein „stilles" Morden durch die weite Entfernung garantiert. Die Bewertung Henry Friedländers, dass Tiegenhof erst ab diesem Zeitpunkt zu einer Mordanstalt umgewandelt wurde, wurde bereits im vorherigen Kapitel revidiert. Seine Analyse jedoch, „die Massentötungen vor der deutschen Bevölkerung [so] zu verbergen"[376] ist folgerichtig, liefen die Organisatoren der Vernichtung doch im besetzten Polen weniger Gefahr einen wiederholten gesellschaftlichen Protest auszulösen. Gegenstand der weiteren Untersuchung ist

---

373 Vgl. Zeugenvernehmung August Becker vom 26.03.1960, in: Klee, Ernst/ Dreßen, Willi/ Rieß, Volker (Hrsg.), Schöne Zeiten. Judenmord aus der Sicht der Täter und Gaffer, 3. Aufl., Frankfurt a. M. 1988, S. 71f.
374 Vgl. Klee, Ernst, Von der „T4" zur Judenvernichtung. Die „Aktion Reinhard" in den Vernichtungslagern Bełzec, Sobibor und Treblinka, in: Götz, Aly, „Aktion T4" 1939-1945. Die „Euthanasie"-Zentrale in der Tiergartenstraße 4, Berlin 1987, S. 147-152.
375 Siehe Zielorte der Verlegungen aus dem Rheinland, der Provinz Westfalen und Hamburg. Vgl. Faulstich, Heinz, Hungersterben, a. a. O., S. 382f; Vgl. Süß, Winfried, Der „Volkskörper", a. a. O., S. 455.
376 Friedlander, Henry, Der Weg, a. a. O., S. 251.

daher die Phase der Patiententötungen ab Herbst 1941. Im Mittelpunkt steht die Frage danach, welche Veränderungen sich in der Art der Tötung und allgemeinen Behandlung der Patienten beobachten lassen. Zugleich liegt der Fokus auf möglichen Radikalisierungsschüben, die den Krankenmord forcierten. Dabei soll vor allem der Faktor Krieg näher betrachtet werden, wird dieser doch zumeist als Erklärung für eine zunehmende Entgrenzung der Gewalt angeführt.[377]

---

377 Vgl. Süß, Winfried, Der Volkskörper, a. a. O., S. 13ff.

5. Das Sterben geht weiter – Die Vernichtung der Tiegenhofer Patienten ab Herbst 1941

5.1 Radikalisierung im Umgang mit dem polnischen Personal

Kurz nach den letzten Abtransporten im Juli 1941 durch das Sonderkommando Lange und dem „Euthanasie"-Stopp am 24. August 1941 kam es in Tiegenhof zu gravierenden personellen Veränderungen in der Führungsebene. Aus der amtlichen Meldebescheinigung Ratkas geht hervor, dass er sich am 26. August 1941 aus Tiegenhof abmeldete.[378] Kurz darauf wird er von der „T4-Zentrale" ab dem 1. September als offizieller Gutachter geführt.[379] Aus den Akten geht jedoch nicht hervor, wann ein offizieller Bescheid zur Einberufung kam. Innerhalb des Anstaltswesens führte dies zu Spekulationen. So sei gerade das Verhältnis zu dem polnischen Personal und die Nichtakzeptanz Ratkas durch das deutsche Personal ein Grund für die Abberufung gewesen.[380] An anderer Stelle vermutete man, dass Ratka „als Volksdeutscher das Deutsche annehmen [sollte]"[381]. Inwiefern die Gerüchte bewusst gestreut wurden oder aber Resultat der reinen Abwesenheit waren, lässt sich nicht endgültig herausfinden. Es gibt lediglich bei einzelnen Verwaltungsangehörigen Indizien für die wahren Gründe von Ratkas Abwesenheit. So berichtet der Verwaltungssekretär Wilhelm Heiden, dass „Dr. Ratka (…) des öfteren [sic!] für längere Zeit abwesend [war]. Er erzählte mir einmal, er müsse verschiedene Anstalten besuchen. Es sei zwar ein ehrenvoller Auftrag aber ein belastender. […] Ich hatte den Eindruck, daß der ehrenvolle Auftrag eine Geheimsache war."[382] Ratka bereiste in der Tat in seiner Abwesenheit verschiedene Anstalten, die entweder zu wenig Personal hatten oder aber unwillig waren die Krankenlisten schnellstmöglich zusammenzustellen. Dass ihn diese Taten nicht allzu sehr belasteten, wie Heidens Aussage suggeriert, zeigt

---

378 Führungszeugnis Viktor Ratka vom 03.08.1943, BAL B162/43460, Bl. 303.
379 Vgl. Klee, Ernst, „Euthanasie", a. a. O., S. 195.
380 Vgl. Zeugenvernehmung Dr. Alexander W. vom 19.02.1963, BAL B162/17402, Bl. 3937.
381 Zeugenvernehmung Wilhelm Heiden vom 25.04.1963, BAL B162/15611, Bl. 278.
382 Zeugenvernehmung Wilhelm Heiden vom 13.06.1966, BAL B162/17401, Bl. 3829.

seine Verwicklung in die „Aktion 14f13".[383] So schwärmten Ratka und fünf weitere „T4"-Ärzte bei einem Selektionsvorgang in Dachau von ihrer Stadtrundfahrt in München, dem Abendessen, dem Kinobesuch sowie ihrem Strandausflug an den Starnberger See.[384] Damit war er neben den Tötungen in Tiegenhof und den Selektionen im Auftrag der „T4" an drei nationalsozialistischen Mordprogrammen direkt beteiligt. Sein Hauptbetätigungsfeld lag während seiner Abwesenheit trotz verschiedener Kommissionen bei der Zentraldienststelle in der Tiergartenstraße 4, wo er die eingegangen Meldebögen überprüfte und abänderte. Der bereits zitierte Georg U. traf Ratka 1942 in Berlin: „Wenn ich mich recht erinnere, saß er irgendwo hinter dem Brandenburger Tor in einer Villa am Tiergarten, in der Nähe der japanischen Botschaft. Er erzählte mir bei dieser Gelegenheit auf meine Frage, daß er über Akten sitze, und Gutachten machen solle."[385] Demzufolge selektierte Ratka aus der Ferne, ohne die Patienten, über deren Leben und Tod er letztlich entschied, jemals gesehen zu haben. Kurz zuvor dürfte er Teilnehmer eines Treffens verschiedener T4-Ärzte am 6. Oktober gewesen sein, bei dem Vorbereitungen getroffen wurden für den Fall, dass der „Euthanasie"-Stopp wieder aufgehoben wird. Auf diesem Treffen entstand das *Merkblatt für die Behandlung der Fotokopien bei der Überprüfungsarbeit unserer Ärzte*, in dem vor allem die Bedeutung der Zeichen „+" und „Z" für die Meldebögen erneut festgehalten wurden.[386] Während Ratka ab September 1941 für die T4-Zentrale selektierte, übernahm Dr. Wladimir Nikolajew den Direktorenposten in Tiegenhof. Nikolajew war Baltendeutscher und seit dem 1. Mai 1940 als Oberarzt nach Tiegenhof berufen worden.[387] Seine Berufung erfolgte nach einem Besuch in der Kanzlei des Führers.[388] Inwiefern Nikolajew einen mündlichen Auftrag für „Euthanasie"-Maßnahmen erhielt, lässt sich nicht mehr bestimmen. Er ist jedoch nach Sichtung aller Personalbögen der einzige Mediziner aus Tiegenhof, der vor Amtsantritt bei der Kanzlei des Führers vorstellig wurde. Jan Gallus

---

383 Siehe Abkürzungsverzeichnis.
384 Vgl. Ebd., S. 246.
385 Zeugenvernehmung Georg U. vom 19.06.1962, BAL B162/17401, Bl. 3928.
386 Vgl. Klee, Ernst, „Euthanasie", a. a. O., S. 456. Bei + sollte der Patient umgehend in die Tötungsanstalten abtransportiert werden. Das Zeichen Z stand für zurückgestellt. Bei Patienten die mit Z versehen wurden, war der Fall somit noch nicht endgültig geklärt. Zu einem späteren Zeitpunkt konnten auch diese Patienten vernichtet werden.
387 Vgl. Zeugenvernehmung Dr. Wladimir Nikolajew vom 18.05.1966, BAL B162/15611, Bl. 189.
388 Vgl. Zeugenvernehmung Dr. Wladimir Nikolajew vom 06.05.1963, ebd., Bl. 181.

charakterisiert Nikolajews Amtsdauer in seinem Bericht zur Aufarbeitung der Verbrechen in Tiegenhof als „[d]ie Schlimmste [sic!] Zeit der Schikanen und Verfolgungen"[389]. Nikolajew forcierte vor allem die rassistische Separation innerhalb des Anstaltspersonals durch sein antipolnisches Verhalten. So ließ er regelmäßig Revisionen durch das deutsche Personal bei den restlichen polnischen Angestellten vornehmen und deren Eigentum beschlagnahmen.[390] Die Revisionen betrafen nicht nur die Arbeitsplätze sondern auch Durchsuchungen der privaten Wohnungen:

> „Bei diesen Durchsuchungen erlitten die Polen oft körperliche und moralische Schäden, weil man sie schlug, und auch materielle Schäden durch die Beschlagnahme ihres Eigentums, wie Lebensmittel, Kleidung, Wäsche, Schuhe, Haushaltsgegenstände, Gegenstände für den täglichen Gebrauch, die oft einen Wert von einigen Tausend [sic!], ja sogar zehntausenden Zloty (Vorkriegswert) darstellten. Während einer Revision am 10.04.1942, welche Dr. Nikolajew veranlaßt bzw. angeordnet hatte, beschlagnahmte man bei mir in der Wohnung einen Fotoapparat und im Magazin, das war mein Arbeitsplatz, einen alten Radio-Lautsprecher aus der Vorkriegszeit. Ich mußte dafür eine Geldstrafe von 25. – RM bezahlen. Diese Gelegenheit nahm Dr. Nikolajew zum Anlaß, mich auf einen schlechter bezahlten Dienstposten zu versetzen [...]."[391]

Neben der Versetzung auf einen schlechteren Posten griff Nikolajew auch oft zur Anzeige bei der Polizei, sodass Revisionen teilweise von der deutschen Schutzpolizei durchgeführt wurden und Pfleger vereinzelt ins Gefängnis kamen.[392] Zumeist führte die Revisionen jedoch sein Gehilfe Jakob Humbert durch, der das polnische Personal vor allen anderen schlug und als „polnische Schweine" beschimpfte.[393] Neben der Terrorisierung des polnischen Personals kulminierte Nikolajews Polenhass in der Zerstörung des Anstaltsfriedhofes. Nämlich derart, dass er die darauf befindlichen polnischen Grabsteine und Aufschriften zertrümmern und nahezu alle Gräber einebnen ließ.[394] Inwiefern es sich dabei „nur" um

---

389 Bericht des polnischen Arztes Jan Gallus, BAL B162/25598, Bl. 33.
390 Vgl Zeugenvernehmung Klementyna G. vom 05.04.1946, BAL B162/17371, Bl. 231f; Zeugenvernehmung Wojciech C. vom 03.04.1946, BAL B162/17389, Bl. 2123; Zeugenvernehmung Wladyslaw O. vom 05.04.1946, ebd., Bl. 2131.
391 Zeugenvernehmung Roch M. vom 04.04.1946, BAL B162/17371, Bl. 229f.
392 Vgl. Zeugenvernehmung Klementyna G. vom 05.04.1946, BAL B162/17371, Bl. 231.
393 Zeugenvernehmung Wladyslaw O. vom 05.04.1946, BAL B162/17389, Bl. 2132. Auch Humbert wird auf der Liste zur Verleihung des Kriegsverdienstkreuzes II. Klasse (ohne Schwerter) der Gauselbstverwaltung geführt. Vgl. Vorschlagsliste der Gauselbstverwaltung für die Verleihung des Kriegsverdienstkreuzes II. Klasse (ohne Schwerter), BAL B162/17469, Bl. 60.
394 Vgl. Bericht des polnischen Arztes Jan Gallus, BAL B162/25598, Bl. 33.

das Resultat des Polenhasses handelte und nicht auch um eine Art Vertuschung des Tiegenhofer Anstaltsfriedhofs als Scheinfriedhof, lässt sich abermals nicht endgültig bestimmen. Es ist jedoch naheliegend, dass die Einebnung der Gräber den Zielen der Gauselbstverwaltung dienlich war.

Dass Nikolajew nicht nur hinsichtlich der Behandlung des polnischen Personals „ein fanatischer Anhänger der nationalsozialistischen Weltanschauung"[395] war, zeigt auch die ansteigende Sterberate der Tiegenhofer Patienten ab 1941. So erinnert sich der polnische Pfleger Teofil S., dass die „Jahre 1941 und 1942 (…) die Jahre mit der größten Sterblichkeit der Patienten [waren]."[396] Die meisten Patienten starben an den Folgen der Kombination von Unterernährung, medikamentöser Tötung und hygienischer Unterversorgung. Diese Form der Anstaltsmorde nach dem offiziellen „Euthanasie"-Stopp müssen daher auch in einem forschungsrelevanten Kontext betrachtet werden, um Täter und Radikalisierungsebenen verstehen zu können. Daher bedarf diese ‚zweite Phase' der Euthanasie einer Kontextualisierung, die die Vorgänge in Tiegenhof ab August 1941 in das reichsweite Bestreben einer Fortsetzung der „Euthanasie" einbetten.

5.2 Exkurs „Aktion Brandt" oder „wilde Euthanasie"

Während die erste Phase der „Euthanasie" in ihrer wissenschaftlichen Erforschung im sogenannten „Altreich" sehr nuanciert ist, lässt sich ein solcher Zustand für die dezentralisierte Phase der „Euthanasie" nicht konstatieren. Dies liegt mitunter daran, dass sie quellenmäßig nicht so eindeutig rekonstruierbar ist wie die erste Phase. Während Burleigh den Krankenmord ab dem Euthanasiestopp ebenfalls von den Organisatoren geleitet sah, denn diese „acted conspiratorially, deliberately and methodically to put their ideas into practice"[397], ist die Erklärung, dass der Krankenmord fortan ein entscheidungsoffener Prozess war, der eher improvisiert als geplant war und durch den Krieg immer wieder neue Handlungskontexte erhielt, wahrscheinlicher. Eine genaue Erforschung der Beziehung Luftkrieg, Bettennot und Krankenmord ist bis jetzt nur vereinzelt erfolgt und noch nicht hinreichend geklärt.[398] Eine ähnlich intensive Auseinandersetzung zeigt sich bei der Benennung dieser Phase. Quellenmäßig sind sowohl die Bezeichnung der „wilden Euthanasie" überliefert als auch der Begriff „Aktion Brandt". Dabei geht es jedoch nicht nur um die Entscheidung für den

---

395 Zeugenvernehmung Czeslaw O. vom 05.05.1946, BAL B162/17389, Bl. 2130.
396 Zeugenvernehmung Teofil S. vom 19.07.1972, BAL B162/17385, Bl. 3038.
397 Burleigh, Michael, Death and Deliverance, a. a. O., S. 98.
398 Vgl. Süß, Winfried, Der „Volkskörper" im Krieg, a. a. O., S. 179–369.

vermeintlich besser klingenden Namen, sondern gleichsam auch um ein daraus resultierendes Verständnis der NS-Herrschaft. Während der Begriff der „wilden Euthanasie" den Krankenmord als ungeregelten, überregional nicht koordinierten und von isoliert handelnden Anstaltsärzten vollführten Akt beschreibt, bezieht sich der Begriff „Aktion Brandt" auf ein von den Dienststellen der „T4" koordiniertes System. Gerade Götz Aly und Hans-Walter Schmuhl setzen ein Verlaufsmodell entgegen, das auch nach dem Abbruch der Aktion T4 von einer zentralen Steuerung ausgeht. Demnach sei die Mordmethode zwar von der Vergasung zum Nahrungsentzug oder der medikamentösen Tötung übergegangen, an der Koordinierung und Systematisierung durch die „T4"-Dienststellen habe sich jedoch nichts geändert.[399] Karl Brandt, seit August 1942 Hitlers Generalkommissar für das Sanitäts- und Gesundheitswesen, hatte auf diese Phase vermutlich einen entscheidenden Einfluss und ist daher Namensgeber für diesen Teil der Vernichtung.[400] Strittig in der Forschung ist auch der Zeitpunkt der „Aktion Brandt". Während Aly den Beginn auf Ende Juli 1943 datiert – Brandt habe zu diesem Zeitpunkt dem Leiter der Reichsarbeitsgemeinschaft Heil- und Pflegeanstalten, Prof. Paul Nitsche, einen neuen Euthanasieauftrag erteilt – bleibt die Phase vom „Euthanasie"-Stopp bis zum besagten Termin nicht kategorisierbar. Anhänger dieses Forschungsansatzes stützen sich auf zwei wesentliche Annahmen: Erstens: Die Ernennung eines Reichsbeauftragten für Heil- und Pflegeanstalten und dem Versuch der Einflussgewinnung auf diesen durch den Euthanasiekomplex; Zweitens: Dem seit 1941 von Hitler angeordneten Bauplan zur Errichtung und Ersatzsuche für die im Luftkrieg zerstörten Krankenhäuser. Dabei wurde vor allem auf stadtnahe Heil- und Pflegeanstalten zurückgegriffen. Wesentlich gewichtiger für diese These ist jedoch die Tatsache, dass eine gewisse zeitliche Nähe zwischen verstärktem Zugriff auf Heil- und Pflegeanstalten, den von Brandt im Frühjahr, Sommer und Herbst 1943 organisierten Verlegungen von zehntausenden Psychiatriepatienten und dem Versuch der Euthanasiezentrale die Ermordung in veränderter Organisationsform fortzusetzen, besteht. Der These gelingt es zwar so, die Anstaltsmorde als „Bewältigungsmethode" der Luftkriegsfolgen zu beschreiben und damit eine wesentliche gesundheitspolitische Dimension der zweiten Kriegshälfte zu integrieren, andererseits liegt ihr auch ein unzulässiger Schluss scheinbar zeitlicher Abfolgen zu Grunde, der zu

---

399 Vgl. Aly, Götz, Medizin, a. a. O., S. 9–79; Ders., Die „Aktion Brandt" – Bombenkrieg, Bettenbedarf und „Euthanasie", in: Ders. (Hrsg.), Aktion T4. 1939–1945, Berlin 1987, S. 168–182.
400 Vgl. Schmuhl, Hans-Walter, Rassenhygiene, a. a. O., S. 230–233.

Kausalzusammenhängen erhoben wird. Warum das Töten in den wichtigsten Mordzentren im Sommer 1942 begann, lässt sich damit nicht erklären.[401]

Ähnlich der Überlegungen zur Judenvernichtung betonten Zeithistoriker gegenüber dieser Ansicht die Rolle der lokalen und regionalen Akteure bei der Wiedereinsetzung der „Euthanasie". Demnach seien auch hier die Ursachen in einer kumulativen Radikalisierung der Tötungen unter dem Eindruck der luftkriegsbedingten Engpässe zu suchen.402 Obgleich Teilprogramme wie etwa die Aktion „14f13" vom Abbruch der „Aktion T4" nicht betroffen waren, bedeutete der Stopp doch eine merkliche Zäsur. Die Vertreter des Begriffs „Aktion Brandt" sahen dies anders. Die Untersuchungen orientierten sich an Fragestellungen, die sowohl die Verbindung zwischen Euthanasiestopp und Verlegung der Patienten ab Herbst 1941 betrachteten als auch die Wirkungsmächtigkeit der vormaligen Zentralinstanzen bei der Ingangsetzung der zweiten Welle kontextualisierten. Das Modell stieß aber an verschiedenen Punkten an seine Grenzen. So ging beispielsweise aus etlichen Dokumenten hervor, dass die Verlegung der Kranken ab 1941 „tatsächlich nur für die Kriegsdauer [zu] erfolgen [habe]"[403]. Ebenso erscheint es mehr als fraglich, ob der Euthanasiekomplex über genügend Einfluss verfügte, den Krankenmord in Eigenregie wieder in Gang zu setzen. Erschwerend kam hinzu, dass trotz der Bemühungen Brandts ein zentraler Befehl zum Krankenmord von Hitler ausblieb.[404] Die Betonung der herausragenden Stellung Brandts stützt sich zum anderen auf einen Brief Nitsches an Max de Crinis. Darin teilte der Chef der Reichsarbeitsgemeinschaft dem Berliner Psychiater mit, dass er von Brandt die Ermächtigung habe, „im Sinne meines ihm mündlich gemachten E.-Vorschlages vorzugehen"[405]. Ende 1943 versammelte Nitsche daraufhin verschiedene Anstaltsdirektoren in Berlin, die daraufhin zur medikamentösen Tötung ihrer Patienten ermächtigt wurden. Gleichzeitig sprechen aber die Auswahl eines exklusiven Kreises von Ärzten und der „ganz bestimmte Vorschlag" Nitsches an Brandt für eine begrenzte Tötung und nicht für eine zentralisierte Ermächtigungsverfügung wie bei der „Aktion T4". Im Gegensatz zum Begriff der „wilden Euthanasie" zeigen sich bei der Verwendung des Begriffs

---

401 Vgl. Süß, Winfried, Krankenmord, a. a. O., S. 65f.
402 Vgl. Rönn, Peter, Auf der Suche nach einem anderen Paradigma. Überlegungen zum Verlauf der NS- „Euthanasie" am Beispiel der Anstalt Langenhorn, in Recht und Psychiatrie 2 (1991), S. 50–56.
403 Brandt, Rundschreiben an die Reichsleiter, Gauleiter und Verbändeführer der NSDAP, 08.10.1941, BAB, R-43-II/737b, Bl. 109.
404 Vgl. Süß, Winfried, Krankenmord, a. a. O., S. 70.
405 Zitiert nach: Schmuhl, Hans- Walter, Rassenhygiene, a. a. O., S. 232f.

„Aktion Brandt" verschiedene methodische Fehler und historische Fehlschlüsse, die die Rolle des Euthanasiekomplexes in der zweiten Phase überbetonen. Betrachtet man die Tötungen ab 1941 in Tiegenhof muss die Forschungsthese „Aktion Brandt" grundsätzlich verworfen werden. Im Mittelpunkt standen vor allem die regionalen Radikalisierungsschübe und weniger eine irgendwie geartete zentralisierte Ermächtigungsverfügung. Dass der Krankenmord als potentielle Handlungsalternative im Denken der T4-Planer präsent blieb, zeigt vor allem die neue Aufgabenerschließung, um Personalbestand und psychiatrische Planungskompetenzen beibehalten zu können.[406] Im Falle Tiegenhofs äußert sich das bei den Verlegungstransporten der Alsterdorfer Patienten im November 1941. Während die Transporte aus dem Rheinland, der Provinz Westfalen und Hamburg im Jahr 1943 Resultat des „überbezirklichen Ausgleichs" waren, spiegeln die Transporte im Jahr 1941 die Kompetenzverlagerungen der „T4"-Verwalter und die zunehmende Eigenmotivation des Anstaltspersonals wider.

5.3 Die Vernichtung der Alsterdorfer Patienten in Tiegenhof

Der Umgang kirchlicher Einrichtungen mit Behinderten während der Zeit des Nationalsozialismus zeigt sich gerade am Beispiel der Alsterdorfer Anstalten als nicht so fürsorglich, wie man ihn nach 1945 darzustellen erhoffte. Zwar erreichte die „Euthanasie" im Gegensatz zu anderen reichsdeutschen Anstalten die Alsterdorfer Anstalten in Hamburg vergleichsweise spät, die führenden Vertreter waren aber nicht minder begeisterte Nationalsozialisten. Leiter der Alsterdorfer Anstalten war Friedrich Lensch, SA-Oberscharführer, der zuvor schon seine Patienten gern bei rassenhygienischen Führungen zur Schau stellte.[407] Leitender Oberarzt war Gerhard Kreyenberg, der nicht nur frühes Mitglied der SA und der NSDAP war, sondern zugleich auch Mitarbeiter des Rassenpolitischen Amtes der NSDAP.[408] Im Oktober 1940 erreichte die Anstalt ein gemeindeeigener Fragebogen, der die Pfleglinge in Hamburg unter dem Gesichtspunkt der „produktiven Arbeitsfähigkeit" auswählen sollte. Das Schreiben wurde von Dr. Kurt Struve verfasst, Stellvertreter der Hamburger Gesundheitsverwaltung, der zugleich anordnete, dass die Durchführung der Meldebogenaktion „wichtig

---

406 Vgl. Süß, Winfried, Der „Volkskörper", a. a. O., S. 315.
407 Vgl. Jenner, Harald, Friedrich Lensch und die Alsterdorfer Anstalten 1930–1945, in: Wunder, Michael/ Genkel, Ingrid/ Jenner, Harald (Hrsg.), Auf dieser schiefen Ebene, a. a. O. S. 150f.
408 Vgl. Wunder, Michael, Die Karriere des Dr. Kreyenberg – Heilen und Vernichten in Alsterdorf, in: ebd., S. 115.

und genau" zu nehmen und „mit Sorgfalt" zu betreiben sei.[409] Am 27. Januar 1941 stimmte Lensch der Absendung der Meldebögen an die T4-Zentrale zu, nicht ohne eine eigene Entschuldungsstrategie bereits parat zu haben: „der Vorstand [weise] eine eigene Verantwortung von sich aus ab [...], falls die Fragebogen [sic!] zu anderen Zwecken verwendet werden sollten"[410] Im vollen Wissen über die Tötungsabsichten übermittelte er 465 Meldebögen von Pfleglingen an Berlin weiter.[411] Am 28. Juli 1941 erschienen erstmalig die Busse der GeKrat, der Tarnorganisation der Zentraldienststelle „T4", auf dem Gelände der Alsterdorfer Anstalten. Drei Tage zuvor erhielt Lensch eine Liste von 50 männlichen und 21 weiblichen Anstaltsinsassen durch die Hamburger Gesundheitsverwaltung, die das Resultat der verschickten Meldebögen an die „T4"-Zentrale war.[412] Die Busse der GeKrat holten daraufhin am 28. Juli 50 Männer und am 1. August 21 Frauen ab, um sie in die „Heil- und Pflegeanstalt" Langenhorn zu transportieren. Bei den Abtransportierten handelte es sich um die „schwächsten Patienten". Die Beurteilungen auf den Erbgesundheitskarten der Patienten umfassen zum Großteil Anmerkungen wie „unheilbar", „zu keiner produktiven Arbeit fähig" oder „völlig arbeitsunfähig".[413] Langenhorn entwickelte sich spätestens mit dem Eintreffen der 71 Alsterdorfer Patienten zur Zwischenanstalt für den gesamten Raum Hamburg und damit „zur Drehscheibe der „Euthanasie"-Maßnahmen im Norden des Reiches."[414] Im November 1941 wurden die Alsterdorfer Patienten mit weiteren Patienten von Langenhorn nach Tiegenhof deportiert. Insgesamt handelte es sich hierbei um fünf separate Transporte. So wurden in Tiegenhof am 14.11. 69 Personen, am 20.11. 63 Personen, am 22.11. 109 Personen, am 26.11 56 Personen und am 27.11. 69 Personen im Eingangsbuch verzeichnet.[415] Am 14.11. waren es 17 Alsterdorfer Frauen, am 20.11. 20 Alsterdorfer Männer, sowie am 27.11. 28 Alsterdorfer Männer und eine Frau. In Langenhorn selbst sind bereits zwei

---

409 Verfahrensunterlagen der StA Hamburg wegen Mordes gegen Lensch u.a., BAL B162/17416, Bl. 840.
410 Ebd., Bl. 780.
411 Ebd., Bl. 781.
412 Lensch berichtet selbst von dieser Zahl in seiner Vernehmung. Vgl. Zeugenvernehmung Friedrich Lensch vom 16.12.1968, BAL B162/17377, Bl. 325.; Wunder erwähnt in seiner Untersuchung jedoch lediglich 70 Patienten,. Vgl. Wunder, Michael, Die Abtransporte von 1941, in: Wunder, Michael/ Genkel, Ingrid/ Jenner, Harald (Hrsg.), Auf dieser schiefen Ebene, a. a. O., S. 181.
413 Ebd., S. 182.
414 Ebd., S. 183.
415 Verlegungsliste der Transporte aus Hamburg, übersetzt am 21.6.1971 durch den polnischen Staatsanwalt Kaczmarek, BAL B162/15613, Bl. 51.

Männer und zwei Frauen verstorben. Bei einer dritten Alsterdofer Patientin lässt sich der Verbleib nicht mehr bestimmen.[416] Die Verlegungen nach Tiegenhof wurden mit Langenhorner Personal durch die GeKrat durchgeführt. Es handelte sich dabei überwiegend um Patienten „bei denen man am wenigstens [sic!] [mit] Widerstand gegen eine Verlegung seitens der Angehörigen rechnen würde"[417]. Bemerkenswert ist in diesem Zusammenhang, dass die Verhandlungen über die Verlegungen nicht durch die Anstalt Langenhorn getätigt wurden, sondern direkt durch die Hamburger Gesundheitsverwaltung.[418] Die Eigenmotivation und das Wissen über den Zusammenhang von GeKrat und Kanzlei des Führers – und somit auch das Wissen über die geplante Vernichtung der Patienten – geht aus einem Aktenvermerk Struves am 10.11.1941, kurz vor dem Abtransport nach Tiegenhof, hervor: „In Zukunft wollen wir Beförderungsangebote, auch wenn sie von der Kanzlei des Führers kommen, ablehnen. Wir machen es billiger!"[419] Hier zeigen sich Handlungspraktiken führender „T4"-Verwalter nach dem offiziellen „Euthanasie"-Stopp, die den Abtransport von Patienten nach wie vor begünstigten und im vollen Wissen einer potentiellen Patiententötung im nebulösen „Osten" befürworteten. Faulstich hingegen sieht in den durch die GeKrat durchgeführten Transporten ein Mittel zur Beseitigung der Bettennot für körperlich Kranke in Hamburg.[420] Damit greift er jedoch eben jene Argumentationsführung der „T4"-Verantwortlichen auf, die die Abtransporte damit vor dem Anstaltspersonal und der Bevölkerung rechtfertigten. Zudem führte gerade Gesundheitssenator Oefertinger gegenüber Lensch an, dass der Transport nach Langenhorn erfolgte, um die dort leerstehenden Betten zu nutzen, ein Weitertransport wäre vor diesem Hintergrund obsolet geworden.[421]

Die ab dem 14.11.1941 in Tiegenhof eintreffenden Hamburger Sammeltransporte gehörten mit zu den ersten Opfern, die nicht durch ein externes Sonderkommando umgebracht wurden. Die Frauen und Kinder des Transportes kamen

---

416 Ermittlungen der ZSL gegen Gerhard Kreyenberg/ Friedrich Lensch/ Kurt Struve/ Gottfried Schirbaum wegen Mordes, ohne Datum, BAL B162/17370, Bl. 104.
417 Vgl. Zeugenvernehmung Friedrich Lensch vom 16.12.1968, BAL B162/17377, Bl. 327.
418 Dies geht vor allem aus der Aussage des Hamburger Gesundheitssenators Oefterdinger hervor, der Lensch gegenüber angab, dass es sich bei der Verlegungsliste um eine eigene aus der Gesundheitsverwaltung handelte und nicht aus Berlin. Vgl. Ebd.
419 Ermittlungen der ZSL gegen Gerhard Kreyenberg/ Friedrich Lensch/ Kurt Struve/ Gottfried Schirbaum wegen Mordes, ohne Datum, BAL B162/17370, Bl. 105.
420 Vgl. Faulstich, Heinz, Hungersterben, a. a. O., S. 436.
421 Anklageschrift der StA Hamburg gegen Lensch und Struve vom 24.04.1973, BAL B162/17415, Bl. 579.

in die Abteilung V unter Aufsicht der Oberpflegerin Klara W. Die Männer kamen auf die Abteilung VI unter dem Oberpfleger Wentzlaff und seinem Stellvertreter Hoppe.[422] Der polnische Pfleger Wojciech C. registrierte hinsichtlich der Ankunft der Hamburger Patienten: „Der Gesundheitszustand der nach Dziekanka gekommenen Patienten war schlecht [...]. Ihr Zustand war jedoch nicht so geartet, daß man einen schnellen Tod zu erwarten hatte."[423] Auf beiden Abteilungen gab es separate Tötungszimmer, in denen die Patienten mittels Injektion oder Nahrungsbeimischung getötet wurden.[424] Oft entledigte man sich der Patienten jedoch durch Mangelernährung. Als die Mutter eines ehemaligen Alsterdorfer Patienten ihren Sohn Pfingsten 1942 in Tiegenhof besuchte, erkannte sie ihn kaum wieder:

> „Er war bis zu einem Skelett abgemagert. An den Beinen hatte er große offene Wunden. Ich stellte sofort fest, daß alle Patienten ärztlich ungenügend betreut wurden. In Tiegenhof habe ich auch viele ehemalige Patienten der Alsterdorfer Anstalten wiedererkannt. Sie sahen alle jämmerlich und heruntergekommen aus. Mein Sohn und andere Patienten klagten darüber, daß sie nur andauernd Sauerkohl und eine Art Wassersuppe täglich zu essen bekämen."[425]

Im August 1942 sei sie auf Mitteilung der Anstalt, dass ihr Sohn schwer an Ruhr erkrankt sei, noch einmal nach Tiegenhof gefahren. Der Sohn Ralf H. erlangte das Bewusstsein jedoch nicht wieder, was der leitende Arzt mit dem Umstand kommentierte: „Er ist fällig!". Besonders auffällig scheint in diesem Zusammenhang, dass die Mutter bei ihrem Sohn einen starken Morphiumgeruch wahrnahm.[426] Rolf H. starb am 7. August 1942. Entgegen der Mitteilung der Anstalt, dass der Sohn an Ruhr erkrankt sei, findet sich auf dem Totenschein als Todesursache „fieberhafter Darmkatarrh".[427] Ähnliche Zustände in Tiegenhof schilderte der Vater von Herbert B., der ebenfalls aus der Alsterdorfer Anstalt verlegt wurde: „Mittags bekam [sic!] er [Herbert B., Anmerkung E.S.] und die anderen Pfleglinge Wassersuppe und zum Abendbrot erhielt er 2 Scheiben trocken Brot, sowie Pellkartoffel, die aus der Hand des Pflegers auf die Scheiben Brot zerquetscht wurden. Die Pfleglinge wurden richtiggehend wie Vieh gefüttert."[428] Auch Herbert B. verstarb schneller,

---

422 Vgl. Ermittlungen der StA Hamburg wegen Mordes gegen Lensch, BAL B162/17415, Bl. 595; Vgl. Wunder, Michael, Die Abtransporte von 1941, a. a. O., S. 184.
423 Zeugenvernehmung Wojciech C. vom 19.07.1972, BAL B162/17395, Bl. 2997.
424 Vgl. Zeugenvernehmung Kazimiera S. vom 24.05.1972, BAL B162/ 17395, Bl.3047; Zeugenvernehmung Pawel S. vom 28.06.1971, ebd., Bl. 3025; Zeugenvernehmung Maria T. vom 24.05.1972, ebd., Bl. 3060.
425 Zeugenvernehmung Lina H. vom 14.05.1968, BAL B162/17377, Bl. 205.
426 Ebd. Bl. 6.
427 Vgl. Dokumentation der Todesfälle in den Anstaltsbüchern, BAL B162/17469, Bl. 64.
428 Zeugenvernehmung Bernhard B. vom 13.05.1968, BAL B162/17376, Bl. 196.

als die Familie es erwartete. Kurz vor Ostern 1942 traf die Todesbenachrichtigung mit Frage nach sofortiger Beerdigung ein.[429] Da die Familie den Sohn in Tiegenhof beerdigen ließ, reiste der Vater am 2. Ostertag nach Tiegenhof. In der Leichenhalle fand er neben etlichen anderen Särgen auch den Sarg seines Sohnes: „Er machte auf mich einen jämmerlichen Eindruck. Er war bis zum Skelett abgemagert. An der linken Schläfe hatte er deutlich sichtbar einen großen blaudunklen Fleck."[430] Die Aussage des Vaters verdeutlicht nicht nur, dass es aufgrund der Vielzahl der Särge etliche Todesfälle in Tiegenhof gab, sie verweist umso mehr auf die tödliche „Behandlung" der Pfleglinge. Herbert B. verstarb am 1. April 1942, Todesursache war „Kreislaufschwäche". Aus der erhaltenen Todesliste geht zugleich hervor, dass innerhalb kürzester Zeit vor allem die jüngeren Alsterdorfer Patienten in Tiegenhof verstarben. Sowohl Herbert B., der mit 18 Jahren starb und Ralf H, der gerade einmal 20. Jahre alt wurde, hatten von ihrem Abtransport aus Hamburg nach Tiegenhof weniger als ein Jahr zu leben.[431] Noch im Dezember 1941 finden sich auf der Todesliste fünf Alsterdorfer Patienten. Bis zum Dezember 1942 waren bereits 57 der ehemals 66 Hamburger Pfleglinge in Tiegenhof getötet worden. Knapp ein halbes Jahr später waren es schließlich 63 Todesopfer. Innerhalb von 19 Monaten wurden so nahezu alle Patienten, die aufgrund der abgeschickten Meldebögen 1941 aus den Alsterdorfer Anstalten deportiert worden waren, getötet.[432]

Die Relevanz der geführten Sterbeliste liegt weniger in den Angaben der Todesdaten, als vielmehr in der Protokollierung der Todesursachen. So findet sich im Falle der Alsterdorfer Patientinnen überwiegend die Todesursache „allgemeine Körperschwäche" oder „fieberhafter Darmkatarrh". Der Großteil der Männer soll zumeist an „Marasmus" oder „allgemeiner Entkräftung" verstorben sein.[433] Dass es sich in einigen Fällen um die reellen Todesursachen handelt, zeigt umso mehr, dass die Patienten in Tiegenhof infolge der Hungerkost starben und dies auch eine bewusste Tötungsmethode war. Zugleich verweist das amtliche Aufnahmebuch auf den von Beginn an intendierten Tötungstransport nach Tiegenhof. Unter der Rubrik „aufgenommen auf Antrag der oder des..." sind bei den Patienten aus Hamburg im Gegensatz zum sonst üblichen Verfahren

---

429 Ebd.
430 Ebd., Bl. 197.
431 Vgl. Verlegungsliste nach Tiegenhof vom 20.11.1941 und 27.11.1941, BAL B162/15613, Bl. 54f.
432 Vgl. Ermittlungen der StA Hamburg wegen Mordes gegen Lensch u.a., BAL B162/17416, Bl. 603.
433 Vgl. Dokumentation der Todesfälle in den Anstaltsbüchern, BAL B162/17469, Bl. 64ff.

keine Eintragungen vorgenommen worden. Ein ähnliches Prozedere trat bei der Ankunft des Seniorentransportes aus der St. Jozefanstalt zu Tage. Wie dargelegt, wurde dieser innerhalb kürzester Zeit durch das Sonderkommando Lange vernichtet. Die Einweisung der Patienten nach Tiegenhof ist höchstwahrscheinlich durch die Gauselbstverwaltung Posen unter der Ägide Friemerts vorgenommen worden. Zudem gab es im Juli 1941 einen Abtransport von deutschen Patienten aus Tiegenhof in die Anstalt Uchtspringe: „So ging von uns im Jahre 1941 (...) ein Zug mit Patienten – etwa 500 – nach Uchtspringe bei Stendal."[434] Hierfür wurden eigens zwei Häuser auf Weisung Berlins geräumt.[435] Im Rahmen der „Aktion T4" kam es vorher zur Versendung der Meldebögen, die nach Angaben Ratkas für alle Patienten ausgefüllt werden mussten. In der „T4"- internen Übersicht über die erfassten Heilanstalten sind für Tiegenhof 792 Meldebögen gelistet, was in etwa der Anzahl der Patienten in der Anstalt entsprochen haben dürfte.[436] Bei den abtransportierten Patienten handelte es sich insgesamt um 547 Personen, von denen bis Mai 1945 382 in Uchtspringe verstarben. Zu diesem Zeitpunkt waren die Verlegungen aus Uchtspringe in die Mordzentren jedoch weitestgehend abgeschlossen. Inwiefern es sich hierbei um „Fehlplanungen" handelte oder aus dem Wissen heraus, dass die Patienten zu einem späteren Zeitpunkt ermordet werden würden, lässt sich nicht endgültig sagen.[437] Fest steht jedoch, dass Tiegenhof eine Bettenkapazität besaß, die es wieder aufzufüllen galt. Die zeitliche Nähe zwischen Abtransport der Alsterdorfer Patienten nach Langenhorn und den Tiegenhofer Patienten nach Uchtspringe ist zumindest offensichtlich. Zudem befand sich der kirchliche Protest gegen die Euthanasie im Sommer 1941 reichsweit auf dem Höhepunkt. Ein Abtransport in die „Ostgebiete" ermöglichte es, die Vernichtung ohne den gesellschaftlichen Protest fortzusetzen.[438] Während zuvor überwiegend polnische Patienten aus Tiegenhof vernichtet wurden, „machte man [fortan] keinen Unterschied mehr

---

434 Zeugenvernehmung Dr. Wladimir Nikolajew vom 07.05.1962, BAL B162/15611.
435 Vgl. Zeugenvernehmung Maria L. vom 12.04.1963, BAL B162/17401, Bl. 3859. Der Auftrag zum Abtransport ist höchstwahrscheinlich von Reinhold Vorberg, Mitarbeiter in der Kanzlei des Führers und T4-Verwalter, gekommen, ebd., Bl. 3860.
436 Vgl. Fiebrandt, Maria, Volks- und Reichsdeutsche, a. a. O., S. 227.
437 Vgl. Roer, Dorothee, Psychiatrie in Deutschland 1933–1945. Ihr Beitrag zur „Endlösung der sozialen Frage" am Beispiel der Heilanstalt Uchtspringe, in: Psychiatrie und Gesellschaftskritik 16 (1992)/H.2, S. 21.
438 Neben Tiegenhof wäre für die Aufnahme von Patienten aus dem Altreich noch Wartha in Frage gekommen. Ähnliche Kapazitäten hatte auch Meseritz-Obrawalde, das letztlich ebenfalls Hamburger Patienten aufnahm und tötete.

zwischen polnischen und deutschen Patienten."⁴³⁹ Zwar galt nach wir vor das rassistische Selektionskriterium, es wurde aber im Laufe des Jahres 1941 zunehmend durch das sozialdarwinistische ergänzt. Auffällig ist vor allem, dass ein Großteil der Alsterdorfer Patienten einer beruflichen Tätigkeit nachging oder eine erlernt hatte.⁴⁴⁰ Für ihre Vernichtung war demnach nicht die „Arbeitsfähigkeit" entscheidend. Sie waren in der nationalsozialistischen Logik vielmehr Abweichungen im gesund erscheinen wollenden deutschen „Volkskörper", die es zu beseitigen galt. Die Sterberate der 366 Patienten, die ab dem 14.11.1941 in Tiegenhof eintrafen, lag im Jahr 1942 schätzungsweise bei 62%.⁴⁴¹ Eine Sterberate, die sich ferner nicht mit dem Krieg oder den daraus resultierenden geringeren Ressourcen erklären lässt, liegt sie doch noch weit über dem eigentlich vorherrschenden Durchschnitt. Sie verweist primär darauf, dass in Tiegenhof im großen Ausmaße Patienten getötet wurden. Mit dem 12. Juni 1943 endeten die Eintragungen im amtlichen Aufnahmebuch der Anstalt, was die Staatsanwaltschaft Hamburg in ihrer Anklageschrift dazu brachte, von einem Ende der systematischen Tötungen auszugehen.⁴⁴² Nachweislich starben im Jahr 1944 noch zwei der drei letzten ehemaligen Alsterdorfer Patienten.⁴⁴³ Lediglich eine Person von den einst 366 Deportierten aus der Alsterdorfer Anstalt überlebte Tiegenhof. Er wurde 1948 entlassen. Die anderen Patienten fanden sowohl in Langenhorn als auch in Tiegenhof ihren gewaltsamen Tod.

5.4 Die medikamentöse Tötung der Tiegenhofer Patienten

Die Tötungen begrenzten sich nicht nur auf die Hamburger Patienten, sie betrafen zugleich die noch in Tiegenhof lebenden Anstaltsinsassen. Die genaue Patientenbelegung lässt sich aus den Akten nicht mehr bestimmen. Aus den späteren Aufnahmen von Patienten aus dem Altreich ab 1943 geht jedoch hervor, dass Tiegenhof bei einem Leerstand von ca. 30 Betten monatlich, immer nur so

---

439 Das Verhalten des deutschen Personals gegenüber den kranken Polen und dem polnischen Pflegepersonal während der Zeit der deutschen Okkupation, gez. Jadwiga G., Zofia W., Maria T., Kazimiera N., BAL B162/17389, Bl. 2119.
440 In den Alsterdorfer Anstalten gab es einen Ausbildungsbetrieb, der es ermöglichte, dass die Patienten einer handwerklichen Arbeit nachgingen, Vgl. Zeugenvernehmung Lina. H vom 14.05.1968, BAL B162/17377, Bl. 204.
441 Vgl. Gutachten über die Tötungen in Tiegenhof von Prof Dr. Jozef Radzicki, ohne Datum, BAL B162/17389, Bl. 3388.
442 Vgl. Ermittlungen der StA Hamburg wegen Mordes gegen Lensch, BAL B162/17415, Bl. 602.
443 Vgl. Wunder, Michael, Die Abtransporte, a. a. O., S. 187.

viele Patienten aufnahm, wie Betten zur Verfügung standen.[444] Dies dürfte auch die gängige Praxis ab Herbst 1941 gewesen sein, was dafür spricht, dass ca. 1100 Patienten auf dem Anstaltsgelände untergebracht waren. Diese waren nahezu alle von den ab August 1941 einsetzenden zwei Mordmethoden betroffen: der massenhaften Verabreichung tödlicher Medikation und dem Hungersterben. Beide Methoden schlossen sich nicht aus, sondern ergänzten einander. Die gezielte Verabreichung todbringender Medikamente erfolgte entweder durch Injektionen oder durch die Beimischung der Mittel unter die Nahrung. Dabei entledigte sich das deutsche Anstaltspersonal zuerst der unruhigen Kranken:

> *„Unruhige kranke Frauen (Polinnen), welche alles, wie Kleider und Wäsche, in Stücke rissen, und auch kranke schwachsinnige Frauen beseitigte man schnellstens, indem das deutsche Personal ihnen Spritzen verabreichte oder Medikamente mittels Sonde gab. Während einer solchen Aktion wurde eine polnische Pflegerin immer durch die deutsche Abteilungspflegerin weggeschickt, um verschiedene, die Abteilung betreffende Angelegenheiten zu erledigen."*[445]

Innerhalb des polnischen Personals war es weitestgehend bekannt, dass die deutschen Pflegerinnen und Pfleger die Patienten vergifteten, zumal ihnen noch lebende Patienten von dem Vorgehen berichteten:

> *„Während meiner Nachtdienste beschwerten sich die Kranken bei mir, daß die deutschen Pflegerinnen ihnen Medizin in grossen [sic!] Mengen direkt in den Mund verabreichten und wenn die Kranken die Medizin nicht nehmen wollten, wurden sie zur Einnahme durch Schläge ins Gesicht und gewaltsames Öffnen des Mundes gezwungen."*[446]

Die Verabreichung von Medikamenten mittels Sonde und der erzwungenen Einnahme durch Schläge, zeugen deutlich von der Aggressivität des Tötungsvorgehens und der Willkür des deutschen Personals. Ähnliche Patiententötungen fanden auf den Männerabteilungen statt. Auch hier wurden zunächst arbeitsunfähige und widerspenstige Kranke umgebracht:

> *„[Ich] konnte bemerken, daß man schwache Kranke egal ob Polen oder Deutsche, die arbeitsunfähig waren, in die Betten legte. Ich konnte oft sehen, daß der deutsche Pfleger (...) den Kranken irgendwelche Schlafpulver zum Einnehmen gab oder diese in ihre Suppen schüttete, wonach die Kranken einschliefen und nach einigen Stunden starben."*[447]

---

444 Vgl. Nowak, Karolina, Die Vernichtung, a. a. O., S. 57.
445 Das Verhalten des deutschen Personals gegenüber den kranken Polen und dem polnischen Pflegepersonal während der Zeit der deutschen Okkupation, gez. Jadwiga G., Zofia W., Maria T., Kazimiera N., BAL B162/17389, Bl. 2119.
446 Zeugenvernehmung Maria T. vom 24.05.1972, BAL B162/17395, Bl. 3059f.
447 Bericht von Antoni F. vom 25.02.1969, BAL B162/17389, Bl. 2121.

Häufigste Symptome nach Verabreichung der tödlichen Medikamente waren „verbrühte Lippen, versteifte Zungen, allgemeine Schwäche, Müdigkeit, Röcheln und blaue Flecken im Gesicht."[448] Sie alle waren Nebenwirkungen der Medikamente Chloralhydrat, Luminal und Morphium-Skopolamin, Mittel die bereits vor den einsetzenden Tötungen im geringen Umfang im Anstaltswesen vorhanden waren. Die drei Medikamente dienten vor allem der Beruhigung der Patienten, wobei Chloralhydrat und Luminal oral eingenommen wurden, während Morphium-Skopolamin injiziert wurde. Zugleich deutet die vorherige dauerhafte Anwendung der Medikamente ohne tödlichen Ausgang auf eine gewisse Regelmäßigkeit hin, die die späteren Tötungen aufgrund des Gewohnheitsrechtes bedingte.[449] Aus den Angaben des Anstaltsapothekers Dr. Bogdan O. geht hervor, dass jede Abteilung zuvor ein eigenes Heft für die Bestellungen in der Apotheke führte. Bei Bedarf wurden Eintragungen durch den Abteilungspfleger vorgenommen und vom Abteilungsarzt gegengezeichnet.[450] Ab 1941 änderte sich dieses Verfahren:

> *„Mir fiel auf, dass entgegen der frueheren Praktik besonders grosse Mengen im Verhaeltnis zur Anzahl der Kranken angefordert wurden. Luminal wurde vor dem Kriege in Stuecken zu etwa zehn Ampullen ausgehaendigt. Einige Abteilungen nahmen vielleicht auch weniger. Seit etwa 1941 fiel mir auf, dass normalerweise Klinikpackungen mit 50 oder hundert Ampullen angefordert wurden. Das selbe [sic!] gilt fuer Scopolamin. Luminal wurde von mir auch in Tablettenform ausgegeben."*[451]

Die Grundlage zur Herausgabe der hohen Anzahl an Medikamenten war eine besondere Bedarfsmeldung, die durch den Oberpfleger Jobst erfolgte und durch den leitenden Anstaltsarzt (Nikolajew und später wieder Ratka) gegengezeichnet wurde.[452] Bezeichnend in diesem Zusammenhang ist vor allem die Tatsache, dass der quantitative Anstieg der Medikamente im engen Zusammenhang mit der Ankunft der Patienten aus Hamburg steht und somit weiteres Indiz für die immanenten

---

448 Das Verhalten des deutschen Personals gegenüber den kranken Polen und dem polnischen Pflegepersonal während der Zeit der deutschen Okkupation, gez. Jadwiga G., Zofia W., Maria T., Kazimiera N., BAL B162/17389, Bl. 2119.
449 So berichtet Dr. Alexander W., dass es zur alltäglichen Prozedur gehörte, dass die Patienten abends eine Spritze zur Beruhigung bekamen. Vgl. Zeugenvernehmung Alexander W. vom 19.02.1963, BAL B162/17402, Bl. 3937.
450 Dieses Verfahren wird auch vom deutschen Pflegepersonal in ihren Aussagen bestätigt. Vgl. Zeugenvernehmung Klara W. vom 25.09.1978, BAL B162/15600, Bl. 329; Vgl. Zeugenvernehmung Emma S. vom 17.08.1978, ebd., Bl. 349; Zeugenvernehmung Fritz L. vom 22.08.1977, ebd., Bl. 234.
451 Zeugenvernehmung Dr. Bogdan O. vom 21.06.1971, BAL B162/17388, Bl. 2076.
452 Verfügung der StA Hildesheim vom 29.12.1978, BAL B162/25598, Bl. 109.

Tötungsabsichten des Transportes ist. Die Relevanz der Art der Tötung offenbart sich vor dem Hintergrund der Medikamentenbeschaffung. Diese wurden zumeist vom Kriminaltechnischen Institut organisiert und durch die „T4-Zentrale" an die ausgewählten Anstalten verteilt. Das KTI belieferte auch den Reichsausschuss, die Reichsarbeitsgemeinschaft und den Reichsbeauftragten für die Heil- und Pflegeanstalten, die die Chemikalien über ihre Botendienste an die verschiedenen Anstalten weiterleiteten.[453] Für Tiegenhof ist eine solche Lieferung nachweislich im Spätherbst 1942 erfolgt. So findet sich in den Akten eine direkte Lieferung von Robert Lorent, Hauptwirtschaftsleiter der „T4", über 5kg Chloralhydrat an Ratka.[454] Es ist jedoch unwahrscheinlich, dass erst ab diesem Zeitpunkt eine erhöhte Medikamentenlieferung erfolgte. Nachweislich gibt nicht nur die Aussage von Dr. Bogdan O. Aufschluss über den Beginn der medikamentösen Vernichtung im Jahr 1941, sondern auch die Beobachtungen verschiedener Angehöriger der Opfer.[455] Dass der Übergang von Vergasung zu medikamentöser Tötung in Tiegenhof so reibungslos verlief, ist wohl auch den engen Kontakten der Gauselbstverwaltung mit dem KTI geschuldet, deren tödliche Kooperation sich bereits im ersten Vernichtungsverfahren zeigte. Zugleich verweist es darauf, dass es eine eindeutige Trennschärfe von erster und zweiter Phase der „Euthanasie" nicht gegeben hat.

Während Chloralhydrat als Schlafmittel zuvor nur tropfenweise Anwendung fand, wurde ab 1941 den Patienten das Mittel glasweise gegeben.[456] Die tödliche Dosis betrug je nach körperlicher Verfassung 5–15g, wobei eine Lähmung des Atemzentrums und des Herzmuskels erfolgte.[457] Die Verabreichung der Arznei in Gläsern überschritt diesen Wert weit. Die Folgen waren Schleimhautrötungen und Schaumbildung vor dem Mund – eben jene Symptome, die die polnischen

---

453 Vgl. Aly, Götz, Medizin, a. a. O., S. 62.
454 Vgl. Anklageschrift der StA Hamburg gegen Lensch u.a wegen Mordes, BAL B162/17414, Bl. 328; Vgl. Gutachten über die Tötungen in Tiegenhof von Prof Dr. Jozef Radzicki, ohne Datum, BAL B162/17389, Bl. 3385; Vgl. Schreiben der ZSL an die StA Hildesheim vom 24.01.1963, BAL B162/25598, Bl. 4f.
455 Der Zeuge Bernhard B. sah bei Abholung des Totenscheines seines Sohnes Ostern 1942 „einen großen Karton mit Ampullen", Zeugenvernehmung Bernhard B. vom 13.05.1968, BAL B162/17376, Bl. 197. Ebenfalls deutet die Eintragung von Lungenentzündung als Todesursache im Anstaltsbuch auf die erhöhte Verwendung der Medikamente hin. Vgl. Ermittlungen der ZStL gegen Gerhard Kreyenberg/ Friedrich Lensch/ Kurt Struve/ Gottfried Schirbaum wegen Mordes, ohne Datum, BAL B162/17370, Bl. 107.
456 Vgl. Zeugenvernehmung Wojciech C. vom 23.05.1972, BAL B162/17395, Bl. 2990.
457 Vgl. Gutachten über die Tötungen in Tiegenhof von Prof Dr. Jozef Radzicki, ohne Datum, BAL B162/17389, Bl. 3386.

Pflegerinnen und Pfleger in ihren Aussagen beschreiben. Ähnlich verhält es sich mit Luminal, dass die Patienten bei hoher Dosierung im Schlaf sterben ließ. Die Ausgabe erfolgte in Form mehrerer Tabletten oder der Vermischung im Getränk.[458] Unter dem deutschen Personal gab es für die aufgelöste tödliche Medikation gar einen eigenen zynischen „Fachbegriff":

> „Ich habe des öfteren [sic!] gesehen, daß die deutschen Pfleger [...] den unruhigen Kranken ein mir nicht bekanntes Mittel verabreichten in Form einer Lösung im Glas. Diese Lösung hatte eine gelbe Färbung, deshalb sagten diese Pfleger, sie verabreichten den Kranken die „gelbe Suppe". Nach Erhalt dieses Mittels verstarben die Kranken."[459]

An der Verabreichung der „gelben Suppe" sind auch 9–12 Pensionäre aus der Altenanstalt Schremm gestorben, die eigens hierfür 1941 nach Tiegenhof transportiert wurden.[460] Die Auswahl der zu tötenden Patienten wurde von den deutschen Ärzten der Anstalt zusammen mit den Oberpflegern und Oberpflegerinnen der Abteilungen getroffen. So selektierte Ratka nach seiner Rückkehr im März 1943 verschiedene Patientinnen per Fingerzeig auf der Frauenstation, während er auf der Männerstation bestimmte Krankenakten mit Kreuzen versah.[461] Kurz darauf waren die selektierten Patienten bewusstlos und starben. Wie bereits die Beobachtungen von Angehörigen der Hamburger Patienten verdeutlichten, gehörte das Hungersterben neben der medikamentösen Tötung zu einer der gängigsten Praktiken in Tiegenhof. Trotz einer Absenkung des durchschnittlichen Kaloriengehalts ab 1941 kam es in der Anstalt nicht zu Versorgungsengpässen.[462] Vielmehr offenbarte sich auch hier die gängige Selektionspraxis des Pflegepersonals: „Ich hab (...) gesehen, daß die Kranken verschiedene hinsichtlich der Menge Essensportionen erhielten. Die arbeitsfähigen Kranken erhielten reichlichere Portionen, als diejenigen, die schon nicht mehr arbeiten konnten."[463] Die Entscheidung, wer als arbeitsfähig und wer als arbeitsunfähig galt, wurde durch das leitende Pflegepersonal getroffen. Aus den Aussagen der ehemaligen deutschen Angestellten geht zumindest hervor, dass Ratka Anweisungen zur listenmäßigen Erfassung der Patienten vom Pflegepersonal forderte,[464] was seine direkte

---

458 Vgl. Zeugenvernehmung Jadwiga G. vom 23.05.1972, BAL B162/17395, Bl. 3005.
459 Zeugenvernehmung Wojciech C. vom 23.05.1972, ebd., Bl. 2990.
460 Vgl. Zeugenvernehmung Teofil S. vom 24.05.1972, ebd., Bl. 3031.
461 Vgl. Zeugenvernehmung Kazimiera S. vom 24.05.1972, ebd., Bl. 3046f.
462 So standen den „Normalverbrauchern" rund 1500–1600 Kalorien täglich zur Verfügung. Vgl. Faulstich, Heinz, Hungersterben, a. a. O., S. 302.
463 Zeugenvernehmung Wojciech C. vom 23.05.1972, BAL B162/17395, Bl. 2991.
464 Vgl. Zeugenvernehmung Elfriede K. vom 11.07.1978, BAL B162/15600, Bl. 298; Vgl. Zeugenvernehmung Dr. Hans N. vom 19.07.1978, ebd., Bl. 304.

Beteiligung an dieser Tötungsform offenbart. Es ist recht wahrscheinlich, dass auch Nikolajew Selektionen vornahm. Zwar sind hierfür keine direkten Zeugenaussagen vorhanden, seine antipolnische Einstellung, die bereits erwähnte ideologische Regimetreue und die Aufnahme in die Vorschlagsliste zur Verleihung der Kriegsverdienstmedaille und des Kriegsverdienstkreuzes II. Klasse ohne Schwerter,[465] legen es jedoch nahe, dass auch er wesentlich am Krankenmord beteiligt war.

Die vorgenommenen Selektionen und Tötungen verweisen zudem auf die lokalen Radikalisierungen. Die Patienten wurden nicht wie zuvor per Liste selektiert, sondern eigenverantwortlich vom leitenden Anstaltspersonal zur Tötung freigegeben. Die Medikamentenlieferungen durch die „T4-Zentrale" als erneuten Versuch der Zentralisierung der Anstaltstötungen zu sehen, würde die Dynamik des Eigengeschehens mehr verdecken, als dass es sie aufhellt. Der Mord an den Patienten wurde nämlich auch nach dem „Euthanasie"-Stopp unaufgefordert fortgesetzt. Vor diesem Hintergrund muss auch dem ökonomischen Argument, dass die Vernichtung der Anstaltsinsassen aus Ressourcenknappheit in Folge des Krieges begründete, eine Absage erteilt werden. Wesentlich gewichtiger erscheint ein Erklärungsmodell, das den ideologisch bedingten Krankenmord als Chance zum beruflichen Aufstieg und Anerkennung im nationalsozialistischen Machtapparat beschreibt. So zeigt sich gerade an der Personalie Ratka, dass Ärzte, die sich im Rahmen der Aktion „T4" zur Mitarbeit beim Krankenmord verpflichteten, einen beruflichen Aufstieg erfuhren und nach dem ausbleibenden Neustart des Krankenmordes auf ihre Anstalten selbst im Sinne der „Euthanasie" einwirkten.[466] Im Falle Tiegenhof entstand eine solche Eigendynamik des Mordens, dass es einer Zentralisierung auch gar nicht bedurfte, zumal es sich gerade beim Hungersterben um eine angewandte Mordmethode handelte, die die „T4-Zentrale" nicht unterstütze.[467] Dass die Patiententötungen die Vorstellungen der „T4-Zentrale" übertrafen, verweist umso mehr auf den Anspruch den Krankenmord

---

465 Vorschlagsliste der Gauselbstverwaltung für die Verleihung des Kriegsverdienstkreuzes II. Klasse (ohne Schwerter) und der Kriegsverdienstmedaille vom 06.08.1942, BAL B162/17469, Bl. 58.
466 Ähnliches lässt sich auch zu einem späteren Zeitpunkt bei ehemaligen T4-Ärzten im Altreich erkennen. Vgl. Kaminsky, Uwe, Die NS-„Euthanasie". Ein Forschungsüberblick, in: Henke, Klaus-Dietmar (Hrsg.), Tödliche Medizin, a. a. O., S. 288.
467 Der Begriff der „wilden E-Maßnahmen" tauchte bereits in einem Schreiben Heinzes an Nitsche vom 20.01.1944 auf. Dabei wurde vor allem bemängelt, dass sich etliche Beteiligte nicht an die Medikamententötungen hielten, sondern ihre Patienten durch Hungerkost sterben ließen. Vgl. Klee, Ernst, „Euthanasie", a. a. O., S. 468.

eigenverantwortlich fortzusetzen. In Tiegenhof ließen das Prämiensystem des Nationalsozialismus in Form der Auszeichnungen sowie die gruppenstärkenden ideologisch bedingten Tötungsrituale des leitenden Anstaltspersonales eine besondere euthanatische Mentalität zu. Das zeigt sich vor allem an der Tatbeteiligung der Tiegenhofer Oberpflegerinnen und Oberpfleger.[468]

Die meisten Patiententötungen wurden durch den bereits erwähnten Oberpfleger Jobst begangen.[469] So geht aus verschiedenen Zeugenaussagen hervor, dass er stets eine Spritze in seiner Seitentasche mit sich führte. Bis 1945 soll er damit mehrere hundert Patienten getötet haben. Zumeist erfolgte die Injektion derartig, dass die polnischen Pfleger davon nichts mitbekommen sollten.[470] Ähnlich wie sein Vorgänger Reich machte er sich bei der Krankentötung dermaßen unentbehrlich, dass auch sein Name auf der Vorschlagsliste der Gauselbstverwaltung für das Kriegsverdienstkreuz II. Klasse (ohne Schwerter) auftauchte.[471] Da Jobst der Pflegevorsteher Tiegenhofs war, ist es naheliegend, dass die Koordinierung der Patiententötung wesentlich auf ihn zurückging. Hierunter fällt auch die Etablierung von sogenannten ‚Sterbezimmern', die ihre Anwendung zugleich bei den Alsterdorfer Patienten fanden. In diesen Zimmern wurden die Patienten entweder mittels Injektion oder per Nahrung vergiftet, überwiegend durch Jobst selbst.[472] Sie durften nach Verabreichung der tödlichen Medikation nicht mehr durch das polnische Personal geweckt werden:

> *„Es geschah häufig, daß bei Übernahme des Nachtdienstes Wentzlaff [Abteilungspfleger, Anmerkung E.S.] mir verschiedene Patienten zeigte, die ich des Nachts nicht wecken sollte. [...] Diejenigen Patienten, die mir von dem Abteilungspfleger bezeichnet worden waren, verstarben noch in der gleichen Nacht oder am nächsten Tage."*[473]

Die auf Abteilung V Frauen und auf Abteilung VI der Männer existierenden „Sterbezimmer" hatten jeweils 2–6 separate Betten, die ab November 1941 zunehmend genutzt wurden. Auf der Abteilung V Frauen, die unter dem polnischen

---

468 Auf der Frauenstation waren es vor allem die Oberpflegerinnen Emma S. und Gertrud W., die Patienten reihenweise mittels Injektion töteten. Vgl. Zeugenvernehmung Jadwiga G. vom 23.05.1972, B162/17395, Bl. 3005.
469 Vgl. Anklageschrift der StA Hamburg gegen Lensch u.a. wegen Mordes, BAL B162/17414, Bl. 353f.
470 Vgl. Zeugenvernehmung Wojciech C. vom 23.05.1972, BAL B162/17395, Bl. 2990; Vgl. Zeugenvernehmung Jozef C. vom 03.04.1946, BAL B162/17371, Bl. 224.
471 Vorschlagsliste der Gauselbstverwaltung für die Verleihung des Kriegsverdienstkreuzes II. Klasse (ohne Schwerter), BAL B162/17469, Bl. 46.
472 Vgl. Aussage von Teofil S. vom 25.02.1969, BAL B162/17389, Bl. 2121.
473 Zeugenvernehmung Leon S. vom 20.07.1972, BAL B162/17395, Bl. 3053.

Personal intern als „Todesabteilung" bezeichnet wurde, starben so täglich 6–8 Frauen.[474] Die enorme Patientensterblichkeit führte nicht nur dazu, dass Tiegenhof eine Vernichtungsstätte größeren Ausmaßes wurde, sondern stellte die Anstaltsführung auch vor das logistische Problem der Leichenbeseitigung. Zu Beginn des Jahres 1942 wurden auf dem anstaltseigenen Friedhof daher Massengräber angelegt. Das vormalig als Scheinfriedhof geführte Areal wurde nun seiner wahren Bestimmung zugeführt und zum Massengrab der Tiegenhofer Patienten. Entgegen der Aussagen des deutschen Pflegepersonals, die sich an keine unnatürlichen Sterbefälle oder an eine erhöhte Sterblichkeit in ihren Vernehmungen erinnern wollten,[475] bezeugte der anstaltseigene Friedhofswärter ab 1942 täglich 60–80 Beerdigungen.[476] Dass selbst die Entsorgung der Leichen möglichst kostengünstig vonstattengehen sollte, zeigen die Nutzung einer einzelnen Grabstätte für mehrere Personen und die Verwendung eines sogenannten Klappsarges, der auch im Laufe des Krieges in anderen Anstalten Anwendung fand.[477] Für die Beseitigung der Leichen war das auf Hilfspositionen verdrängte polnische Personal zuständig:

---

474 Das Verhalten des deutschen Personals gegenüber den kranken Polen und dem polnischen Pflegepersonal während der Zeit der deutschen Okkupation, gez. Jadwiga G., Zofia W., Maria T., Kazimiera N., BAL B162/17389, Bl. 2119; Zeugenvernehmung Maria T. vom 24.05.1972, BAL B162/17395, Bl. 3060.

475 Nahezu alle Mitglieder des deutschen Pflegepersonals, die sich spätestens ab 1941 in Tiegenhof befanden, geben in ihren späteren Aussagen an, dass sie zu keinem Zeitpunkt eine erhöhte Sterblichkeit feststellen konnten oder unnatürliche Todesfälle registrierten. Vgl. Bericht der StA Hildesheim über Viktor Ratka vom 03.01.1963, BAL B162/15612, Bl. 16; Zeugenvernehmung Gertrud W. vom 16.08.1978, BAL B162/15600, Bl. 336f; Vgl. Zeugenvernehmung Dr. Astrid P. vom 03.08.1978, ebd., Bl. 345; Vgl. Zeugenvernehmung Emma S. vom 17.08.1978, ebd., Bl. 351; Vgl. Zeugenvernehmung Dr. Walter Kipper vom 05.12.1978, BAL B162/25598, Bl. 99.

476 Anklageschrift gegen Lensch u.a. wegen Mordes, BAL B162/17414, Bl. 346; Hohendorf, Gerrit, Ideengeschichte und Realgeschichte der nationalsozialistischen „Euthanasie" im Überblick, in: Fuchs, Petra/ Rotzoll, Maike/ Müller, Ulrich, u.a. (Hrsg.), „Das Vergessen der Vernichtung ist Teil der Vernichtung selbst". Lebensgeschichten von Opfern der nationalsozialistischen „Euthanasie", Göttingen 2007, S. 49.

477 So zum Beispiel in Uchtspringe und Kulmhof. Vgl. Snyder, Kriemhild, Die Landesheilanstalt Uchtspringe und ihre Verstrickung in nationalsozialistische Verbrechen, in: Landeszentrale für politische Bildung Sachsen-Anhalt (Hrsg.), Psychiatrie des Todes, NS-Zwangssterilisation und „Euthanasie" im Freistaat Anhalt und der Provinz Sachsen, Magdeburg 2001, S. 92; Klee, Ernst, Geldverschwendung an Schwachsinnige und Säufer, in Die ZEIT vom 25.04.1986, S. 41–45.

„Ich war häufig damit beschäftigt, die Leichen aus der Kapelle der Anstalt auf den Friedhof abzutransportieren. In der Kapelle standen nur zwei Särge, einer für erwachsene Personen und ein zweiter, kleinerer für Kinder. Die Särge hatten einen beweglichen Boden, wenn wir somit den Sarg über eine Grube auf dem Friedhof hingestellt hatten, wurde nur der Boden herabgelassen und die Leichen fielen in die Grube, in der schon mehr Leichen sich befanden, die schon vordem[sic!] auf diese Weise beerdigt worden waren."[478]

Diese Form der Beerdigungen wurde vor allem für die Angehörigen von Verstorbenen veranstaltet, konnte doch so der Anschein eines regulären Anstaltsbetriebes gewahrt werden. Blieben Angehörige bei einer der Beerdigung mal länger, „wurden sie delikat vom Freidhof [sic!] gebeten."[479] Beim Ausheben der Grabstellen halfen die Patienten in Form von „therapeutischen Beschäftigungsmaßnahmen" selbst mit.[480] In den meisten Fällen schaufelten sie sich die eigenen Gräber. Im Gegensatz zu den Patienten, die durch das Sonderkommando Lange vernichtet wurden, sind die durchgeführten Tötungen in den Anstaltsbüchern bis zum 1. Juni 1943 verzeichnet. Die ebenfalls erhaltenen Todesursachen verweisen zugleich auf den Versuch der Verschleierung der wahren Todesumstände. Bei der Attestierung der Todesursachen lag dem Arztpersonal eine ein- bis zweiseitige Diagnoseaufstellung vor.[481] Sie beschreibt genauestens welche natürlichen Todesursachen bei medikamentöser Tötung einzutragen seien, damit Angehörige keinen Verdacht schöpften. Die Anweisung zur Angabe falscher Todesursachen mit Hilfe dieser Liste ging direkt von der Kanzlei des Führers unter der Ägide Bracks an die verschiedenen Anstalten aus.[482] In den Akten ist lediglich der Auszug über die Todesursache Blutvergiftung vorhanden. In den Handlungsanleitungen der „T4-Zentrale" steht diesbezüglich:

„Bei Geisteskranken, insbesondere unsauberen, sind Furunkel an allen Körperteilen nicht selten. Durch Kratzeffekte können sehr leicht krankheitserregende Keime in das Gewebe eindringen. Die Dauer [...] bis zum Exitus letalis ist mit mindestens 4 Tagen zu bemessen [...]. Das Ende erfolgt in der Regel in Form einer Agonie, die bis 24 Stunden dauern kann. Jedoch ist eine akute Kreislaufschwäche mit kurz darauf folgendem Tod nicht selten. Diese Todesursache kann bei jedem Lebensalter und für jeden Patienten gewählt werden.

---

478 Zeugenvernehmung Teofil S. vom 19.07.1972, BAL B162/17395, Bl. 3038.
479 Zeugenvernehmung Leon S. vom 20.07.1972, ebd., Bl. 3059.
480 Ebd.
481 Vgl. Zeugenvernehmung des T4-Arztes Aquilin Ulrich vom 04.09.1961, BAL B162/17404, Bl. 4251.
482 Vgl. Zeugenvernehmung Gerhard Bohne (Mitorganisator der T4) vom 07.10.1959, BAL B162/17404, Bl. 4320.

Zweckmäßigerweise verwendet man sie jedoch nicht bei Patienten, die an sich peinlich sauber sind."[483]

Blutvergiftung ist eine häufig aufgeführte Todesursache in der offiziellen Anstaltsliste, sie verweist zugleich darauf, dass in Tiegenhof neben der medikamentösen Tötung und dem Nahrungsentzug Patienten durch Mangelversorgung getötet wurden. Die häufige Verwendung von „fieberhaften Darmkatarrh", „allgemeiner Entkräftung" und „Lungenentzündung" deuten darauf hin, dass die Anstaltsärzte von dieser Vorschlagsliste täglich Gebrauch machten. Die Beliebigkeit der angeblichen Todesursachen wird noch offensichtlicher in einem Brief der Gauselbstverwaltung an den Pflegevorsteher Jobst. Wiederholt geht es dabei um die Belegung des Anstaltsfriedhofes und der Streichung von falschen Angaben. So bittet der Verwaltungsoberinspektor Kurt L. den Oberpfleger Jobst die Namen von drei polnischen Patienten, die am 24.07.1941, am 20.07.1941 und am 23.07.1941 an Typhus gestorben seien auf die Todesdaten 20.08.1941, 22.08.1941 und 24.08.1941 zu ändern. Neben den neuen Grabnummern wird diesmal Darmkatarrh als Todesursache angeführt.[484] Dass es sich bei den Todesursachen tatsächlich um Scheineintragungen handelte, geht aus weiteren Briefen zwischen Gauselbstverwaltung und Anstaltsleitung hervor, bei denen wiederholte Grabkorrekturen mit Neueintragungen befohlen wurden.[485] Die Gauselbstverwaltung war auch in dieser zweiten Phase der Patiententötungen wesentlich an der Organisation und Vertuschung des Krankenmordes beteiligt. In Tiegenhof selbst machte man gegenüber Angehörigen keinen Hehl aus der großen Sterblichkeit im Anstaltswesen. So wurde den Eltern von Günter G., der am 09.03.1942 angeblich an Lungenschwäche gestorben sei, bei der Suche der Grabstelle ihres Sohnes von einem der Pfleger mitgeteilt, „daß von den Pfleglingen täglich so viele sterben, daß man sie gar nicht im Kopf behalten kann."[486] Alltäglicher hingegen war die schroffe Abweisung der Angehörigen und die Verhinderung von Nachforschungen. Als der Zeuge Bernhard B. die Todesursache seines Sohnes erfahren wollte, traf er auf Ratka: „Ich fragte ihn, woran mein Sohn verstorben sei. Er sagte wörtlich: „Woran sie alle starben!" dabei pochte er auf sein goldenes Parteiabzeichen."[487]

---

483 Handlungsanleitung für die Todesursache „Blutvergiftung, ohne Datum, BAL B162/17404, Bl. 4373/2.
484 Vgl. Schreiben der Gauselbstverwaltung vom 02.12.1942 an die Psychiatrische Anstalt Tiegenhof, BAL B162/25598, Bl. 43.
485 Ebd., Bl. 44ff.
486 Zeugenvernehmung Käthe G. vom 13.05.1968, BAL B162/17377, Bl. 202.
487 Zeugenvernehmung Bernhard B. vom 13.05.1968, BAL B162/17376, Bl. 197.

Im Unterschied zur vorherigen Vernichtung der Patienten durch Giftgas zeichnet sich diese Phase vor allem durch den dezentralen Organisierungsgrad aus. Obgleich die „T4-Zentrale" auf die Tötungen der Jahre 1939 bis 1941 nahezu keinen Einfluss auf Tiegenhof hatte, war sie innerhalb des Altreichs verantwortlich für die Verlegungen und Ermordungen der Patienten. Während die „T4-Planer" bemüht waren, den Selektions- und Tötungsvorgang durch ein formalisiertes und mehrstufiges Verfahren voneinander zu trennen, um die Verantwortung aufzuteilen und so den einzelnen Arzt zu entlasten, waren die Patientenmorde ab 1941 unmittelbar in den Anstaltsalltag integriert.[488] Denn nach dem „Euthanasie"-Stopp erfolgten die Bestimmungen zur Verlegung der Patienten nicht mehr in Berlin, sondern in den jeweiligen Abgabestellen. Der Transport der Hamburger Patienten im November 1941 war Resultat der Zusammenarbeit der Langenhorner Anstalt und der Gauselbstverwaltung Posen. Für die Einweisungen in Tiegenhof war höchstwahrscheinlich das Sachgebiet „Anstalten des Gesundheitswesens" in Friemerts Dezernat zuständig.[489] Die Abtransporte von Patienten waren so den einzelnen örtlichen Anstalten oder den zuständigen Behörden überlassen. Die Deportation der Alsterdorfer Patienten nach Langenhorn durch die Hamburger Gesundheitsverwaltung steht hierfür stellvertretend. Durch den fehlenden zentralisierten Abtransport war das Schicksal des einzelnen Patienten primär von der Anstalt und den Einstellungen des Anstaltsleiters und des Pflegepersonals, beziehungsweise der Verantwortlichen in der zuständigen Behörde abhängig. Im Falle Tiegenhofs war eine Einlieferung zumeist tödlich. Vom Organisationsgrad und der immensen Verschleierung der Taten kann davon ausgegangen werden, dass es in der nationalsozialistischen Vorstellung die am besten funktionierende Anstalt im gesamten Wartheland war.[490] Als sich ab 1943 der Luftkrieg zunehmend zu Ungunsten Deutschlands entwickelte und weitere Patiententransporte aus luftschutzgefährdeten Gebieten in Tiegenhof eintrafen, konnte die Anstalt bereits auf eine über anderthalbjährige Erfahrung in der eigenhändigen Patiententötung

---

488 Vgl. Süß, Winfried, Der „Volkskörper", a. a. O., S. 325.
489 Das Sachgebiet wurde von Vollbrandt geleitet. Vgl. Urkunden der Gauselbstverwaltung, ohne Datum, BAL B162/17469, Bl. 2.
490 Für die einzigartige Stellung Tiegenhofs im Vernichtungsprozess sprechen: Falsche Mitteilungen an die Familien und Patienten, Ausladung der Patienten zu Nachtzeiten, Geheimhaltung in Bezug auf Transporte und Sterbefälle, fiktive Eintragungen in den Sterbebüchern und im Gräberregister, Existenz von Massengräbern, die medikamentöse Tötung, erhebliche Reserven an tödlicher Arznei. Vgl. Gutachten über die Tötungen in Tiegenhof von Prof Dr. Jozef Radzicki, ohne Datum, BAL B162/17389, Bl. 3992.

zurückblicken. Ein Umstand, der Tiegenhof in den Augen der Anstalten im Altreich zu einem attraktiven Ziel der Abtransporte werden ließ.

5.5 Die Einbeziehung Tiegenhofs in die reichsweiten Verlegungstransporte

5.5.1 Die „überbezirkliche" Aufnahme

Bereits am 12. November 1942 verordnete Herbert Linden, Reichsbeauftragter für die Heil- und Pflegeanstalten, per Rundschreiben alle Kranken zu melden:

> „Aus technischen und mit der Erbbestandsaufnahme zusammenhängenden Gründen lege ich nunmehr Wert darauf, den Bestand der einzelnen Anstalten an Kranken ganz zu erfassen. Ich bitte, mir daher in Zukunft alle Kranken ohne Rücksicht auf Krankheitsformen und Krankheitsdauer zu melden, welche seit der letzten Halbjahresanzeige in die Anstalten aufgenommen worden sind."[491]

Götz Aly sieht hierin die Bestätigung der erneuten Zentralisierung des Tötungsvorhabens.[492] Durch Lindens Ernennung kurz nach dem „Euthanasie"-Stopp habe der Euthanasiekomplex seine außerinstitutionelle Form abgelegt und die von Hitler bewusst neben die innere Verwaltung gesetzte Sonderbehörde eine Verstaatlichung erfahren.[493] Gerade Lindens Streben nach einer verlässlichen Datengrundlage der Heil- und Pflegeanstalten wird als Beleg für den „Primat der Planungsebene" angesehen.[494] Faktisch zeigt sich hier aber auch wiederholt die Vorstellung eines fließenden Übergangs vom „Euthanasie"-Stopp zur in Gang gesetzten Wiederaufnahme der Tötungen. Aus diesem Blickwinkel erscheint das dezentralisierte Töten als frühzeitig geplante Ersatzlösung für die abgebrochene „Aktion T4". Nichtsdestotrotz ermöglichte Lindens Anordnung eine Erfassung aller Kranken, die die gezielten Abtransporte in andere Anstalten begünstigte. Diese Praxis zeigte sich erstmalig,

---

491 Brief vom 12.11.1942 an den Herrn Leiter der (sic!) Stadtkrankenhaus Löbtauer Straße und Psychiatrische Nervenklinik in Dresden, zitiert nach: Klee, Ernst, „Euthanasie", a. a. O., S. 697f.
492 Vgl. Aly, Götz, Medizin, a. a. O., S. 58.
493 Die Position als Reichsbeauftragter der Heil und Pflegeanstalten war durch ein zweifaches Überordnungsverhältnis bestimmt. Seine Berufung führte dazu, dass die bis dato von der Kanzlei des Führers kontrollierten „Euthanasie"-Dienststellen zu Hilfsorganisationen des Reichsinnenministeriums wurden, dessen Gesundheitsabteilung zuvor der „Euthanasie" organisatorisch zuarbeitete. Vgl. Süß, Winfried, Der „Volkskörper", a. a. O., S. 312.
494 Wunder, Michael, Euthanasie in den letzten Kriegsjahren. Die Jahre 1944 und 1945 in der Heil- und Pflegeanstalt Langenhorn, Husum 1992, S. 11f.

als im April 1943 die alliierten Flieger Bomben auf Essen abwarfen und die jeweiligen Gauleiter darauf drängten, die 9000 Patienten der Psychiatrischen Anstalten abzuschieben um die Häuser als Ausweichkrankenhäuser zu nutzen.[495] Kurz darauf kontaktierte Linden den Medizinalreferenten in Düsseldorf und informierte diesen, dass er von Goebbels aufgefordert worden war, „alle Geisteskranken beschleunigt nach dem Osten abzutransportieren."[496] Ab Juni 1943 wurde Lindens Meldepflicht durch ein Schreiben des Reichsgesundheitsführers Leonardo Conti an die Reichsverteidigungskommissare erweitert. Fortan waren „sämtliche zivilen Krankenhausbetten (ohne Irrenanstalten und Siechenhäuser)" monatlich zu melden. Darüber hinaus die „Zahl der durch Fliegerangriffe a) zerstörten Krankenhäuser, b) schwer beschädigten Krankenhäuser" und die „Zahl der im überbezirklichen Ausgleich verlegten oder aufgenommenen (wohin oder wer?) a) Geisteskranken, b) Siechen, c) sonstigen Kranken."[497] Ab Juli 1943 war Tiegenhof Zielort des „überbezirklichen Ausgleichs" aus der Provinz Westfalen und dem Rheinland. Entgegen der vorherigen Praxis der Vergasungszeit, wo die Abtransporte mit der Standardformel „auf ministerielle Anweisung gemäß Weisung des Reichsverteidigungskommissars"[498] begründet wurden, hieß die neue Floskel zur Rechtfertigung des Abtransportes „aus luftschutzgefährdenden Maßnahmen".[499] Dass es sich dabei um eine vorgeschobene Begründung für den Patientenmord handelte, bemerkte auch das LG Koblenz in seiner Urteilsverkündung:

> *„Bei der ganzen Einstellung und Praxis des Nationalsozialismus in dieser Frage fällt es außerordentlich schwer zu glauben, daß ausgerechnet die von ihm als Schädlinge angesehenen Geisteskranken den weiten Weg von Westdeutschland bis in den äußersten Osten [...] hat bringen lassen, um sie dort in den letzten, immer schwerer werdenden Kriegsjahren fürsorglich hegen und pflegen zu lassen."*[500]

---

495 Vgl. Klee, Ernst, „Euthanasie", a. a. O., S. 423.
496 Ebd., S. 422.
497 Schreiben des Reichsgesundheitsführers Leonardo Conti an die Reichsverteidigungskommissare vom 09.06.1943 betreffend Krankenhausversorgung und Zivilbevölkerung im Kriege, zitiert nach: Aly, Götz, Medizin, a. a. O., S. 58f.
498 Die Reichsverteidigungskommissare hatten mit den vorherigen Abtransporten nichts zu tun, ihre Nennung bezweckte aber die Angabe einer unangreifbaren Instanz, um aufbegehrende Behörden abzuschrecken. Vgl. Klee, Ernst, „Euthanasie", a. a. O., S. 424.
499 In Bezug auf Tiegenhof ist diese Begründung gerade für den Abtransport von Patienten aus Hamburg nachgewiesen. Vgl. Schreiben des Gesundheitssenators Oefterdinger an die Alsterdorfer Anstalten vom 12.09.1942, BAL B162/17416, Bl. 736.
500 Urteil LG Koblenz gegen Ärzte der Anstalt Andernach vom 29.07.1948, zitiert nach: Klee, Ernst, „Euthanasie", a. a. O., S. 425.

Erste Transporte des „überbezirklichen Ausgleichs" trafen bereits im Juni 1943 in Tiegenhof ein. Es handelte sich um einen Abtransport von 120 Frauen aus Galkhausen (Langenfeld) im Rheinland.[501] Kurz zuvor erhielt die Anstalt Galkhausen ein Schreiben, dass seiner Diktion nach nur von der GeKrat kommen konnte: „Im Zuge der Räumung von Anstalten in luftgefährdeten westdeutschen Gebieten habe ich auf Anordnung [...] Professor Brandts [...] [den Auftrag] auch ihre Anstalt zu räumen."[502] Im Juli 1943 erfolgte ein Transport von 60 geistig behinderten Kindern aus dem Franz-Sales-Haus Essen nach Tiegenhof.[503] Im August 1943 wurden 493 Geisteskranke und sechs sonstige Kranke aufgenommen, deren Herkunftsort ungewiss ist.[504] Es ist aber recht unwahrscheinlich, dass es sich hierbei um einen gesamten Abtransport aus dem Rheinland gehandelt hat. Aus den Übersichtslisten der verschiedenen rheinländischen Anstalten geht hervor, dass im Jahr 1943 schätzungsweise 350 Patienten insgesamt nach Tiegenhof kamen.[505] Am 12.11.1943 trafen noch einmal 100 Frauen aus Gütersloh ein.[506] Ein weiterer großer Transport von 100 Patienten erfolgte am 19.04.1944 aus der Zwischenanstalt Altscherbitz (Leipzig).[507] Da es keinerlei Aufzeichnungen über eintreffende Transporte in Tiegenhof ab Sommer 1943 gab, liegt es nahe, dass es sich hierbei nur ausschnitthaft um die reelle Zahl der abtransportierten Patienten handelte. Inwiefern es zur gleichen Zeit auch zu Transporten innerhalb der „Ostgebiete" nach Tiegenhof kam, ist ungewiss. Ein großer Teil liegt aufgrund der fehlenden Aktennachweise nach wie vor in einer Grauzone. Die Patienten, die in Tiegenhof eintrafen, ereilte das gleiche Schicksal wie das der Hamburger Patienten. Auch sie verstarben an den Folgen der Kombination aus Unterversorgung, Nahrungsentzug und medikamentöser Überdosierung. Die Sterblichkeitsquote der jeweiligen Transporte lag bis Kriegsende bei durchschnittlich 80%.[508] Im Gegensatz zu anderen Tötungsanstalten wie Meseritz-Obrawalde nahm Tiegenhof jedoch nach wie vor nur so viele Patienten

---

501 Vgl. Faulstich, Heinz, Hungersterben, a. a. O., S. 390.
502 Zitiert nach ebd.
503 Van der Locht, Volker, Zwangssterilisation und „Euthanasie" in Essen, Beiträge zur Geschichte von Stadt und Stift Essen, Essen 2010, S. 226.
504 Vgl. Nowak, Karolina, Die Vernichtung, a. a. O., S. 57, Anm.254.
505 Vgl. Süß, Winfried, Der „Volkskörper", a. a. O., S. 455.
506 Vgl. Faulstich, Heinz, Hungersterben, a. a. O., S. 410.
507 Vgl. Hirschinger, Frank, Zur Ausmerzung freigegeben. Halle und die Landesheilanstalt Altscherbitz 1933–1945, Köln u.a. 2001, S. 165.
508 Vgl. Faulstich, Heinz, Hungersterben, a. a. O., S. 410.

auf, wie Betten zur Verfügung standen.[509] Das geht vor allem aus einem Schreiben Friemerts an die Gemeindeverwaltung Hamburg hervor:

> „Ich bedauere, dem dortigen Wunsche auf Übernahme von rd. 100 Geisteskranken aus der Heil- und Pflegeanstalt Langenhorn in die mir unterstellte Gauheilanstalt in Tiegenhof bei Gnesen nicht entsprechen zu können, da diese Anstalt in Kürze besonders durch die Belegung mit asozialen Kranken aus dem hiesigen Gau voll in Anspruch genommen wird. Die Zusage der Gauheilanstalt in Tiegenhof gegenüber der dortigen Verwaltung, die ohne mein Wissen erfolgte, muß ich daher widerrufen. Gleichzeitig bitte ich, Anfragen wegen der Übernahme Geisteskranker aus dem Altreich in die mir unterstellten Gauheilanstalten künftig grundsätzlich nur an die hiesige Dienststelle zu richten."[510]

Wie die Aussage zeigt, schien sich Tiegenhof zu diesem Zeitpunkt den Anstalten im „Altreich" eigenständig als Endstation für die Vernichtung anzubieten. Zugleich bekräftigt Friemert nachdrücklich, dass die Gauselbstverwaltung in Posen die Koordinierung in Eigenregie vorzunehmen gewillt ist. Die Einweisungen von Patienten aus dem „Altreich" nach Tiegenhof liefen demnach immer über sein Dezernat, weshalb die Vertreter der Gauselbstverwaltung auch bestens über die Anzahl der Transporte und Patienten informiert waren. Das Leben der hier abgelehnten Langenhorner Patienten war jedoch nur temporär gesichert. Sie alle fanden ihren gewaltsamen Tod durch Abtransporte nach Meseritz-Obrawalde und Hadamar.[511]

5.5.2 Errichtung der Kinderfachabteilung

In etwa zur gleichen Zeit dürfte in Tiegenhof auch eine „Kinderfachabteilung" unter Dr. Walter Kipper eröffnet worden sein.[512] Erste Entscheidungen für die Einrichtung einer solchen „Abteilung" waren bereits auf einem Treffen verschiedener „T4"-Ärzte am 1. Oktober 1942 in Heidelberg getroffen worden. Neben Ratka waren hier vor allem Ärzte aus Anstalten vertreten, die bereits an der Kindereuthanasie mitwirkten. Zwar lässt sich der Zweck der Tagung nicht mehr rekonstruieren, die Vermutung der Ausweitung der Kindereuthanasie liegt aber aufgrund der anwesenden Personen nahe, zumal zwei Wochen später eine erneute Konferenz stattfand, die der weiteren Abstimmung der Gutachtertätigkeit dienen sollte.[513]

---

509 Vgl. Gutachten über die Tötungen in Tiegenhof von Prof Dr. Jozef Radzicki, ohne Datum, BAL B162/17389, Bl. 3391.
510 Schreiben Friemerts vom 15.02.1943 an die Gemeindeverwaltung Hamburg, zitiert nach: Klee, Ernst, Was sie taten, a. a. O., S. 336.
511 Vgl. Faulstich, Heinz, Hungersterben, a. a. O., S. 440.
512 Verfügung der StA Hildesheim vom 29.12.1978, B162/25598, Bl. 107.
513 Vgl. Süß, Winfried, Der „Volkskörper", a. a. O., S. 353.

Zudem waren seit 1942 die Organisatoren aus der Abteilung IIb der Kanzlei des Führers bestrebt, die Gebietsgewinne hinter der Ostfront zur weiteren Expansion ihres Vorhabens zu nutzen.[514] Mit der Eröffnung der Kinderfachabteilung in Tiegenhof waren spätestens 1943 die östlichen Regionen Danzig-Westpreußen, Sudeten- und Warthegau in das reichsweite Netz der Erfassung einbezogen. Der Begriff selbst verschleierte in euphemistischer Art sowohl die lokalen Verhältnisse der Unterbringung, als auch die intendierte Begutachtungs-, Selektions- und Tötungsfunktion. Zugleich suggeriert er eine abstrakte Vorstellung räumlich separierter Stationen, in denen nur „Reichsausschusskinder" untergebracht waren. Solche Stationen hatte es zwar gegeben, sie stellten aber angesichts der Notwendigkeit die Kinder flexibel nach Alter und Geschlecht auf mehrere Stationen zu verteilen und möglichst unauffällig in den Anstaltsbetrieb zu integrieren, nicht die Regel dar.[515] In Tiegenhof war die Kinderfachabteilung höchstwahrscheinlich der Männerabteilung unter der Leitung Kippers angegliedert.[516] Kipper erhielt zumindest bereits im November 1942 den Auftrag Friemerts aus der Gauselbstverwaltung, sich in der Kanzlei des Führers in Berlin bei Hans Hefelmann oder Richard von Hegner zu melden, „um Richtlinien in Bezug auf die Führung der Kinderfachabteilung entgegenzunehmen."[517] Kurz darauf ließ sich Kipper im Dezember 1942 von Hans Heinze, einem an führender Stelle beteiligten Arzt der Kindereuthanasie, die „Kinderfachabteilung" in Brandenburg-Görden zeigen.[518] Ebenfalls machte Ratka in seiner Aussage eine Verbindung von Walter Kipper und der „Kinderfachabteilung" überraschend deutlich, denn dort wurden „die Kinder eingeschläfert. Dr. Kipper entnahm die Medikamente für die Einschläferung aus der Apotheke der Anstalt. Ich war Direktor der Anstalt. Sofern ich in Tiegenhof anwesend war, liefen die Bestellungen für die Medikamente über mich. Mein Vertreter war Dr. Kipper."[519] Neben Kipper dürften die Pflegevorsteherin Maria L. und

---

514 Vgl. Topp, Sascha, Der „Reichsausschuß zur wissenschaftlichen Erfassung erb- und anlagebedingter schwerer Leiden. Zur Organisation der Ermordung minderjähriger Kranker im Nationalsozialismus 1939–1945, in: Beddies, Thomas/ Hübener, Kristina (Hrsg.), Kinder in der NS-Psychiatrie, Berlin 2004, S. 26.
515 Ebd., S. 31.
516 Vgl. Zeugenvernehmung Dr. Astrid P. vom 27.04.1966, BAL B162/15600, Bl. 3899.
517 Aktennotiz Kippers über fernmündlichen Auftrag Dr. Friemerts vom 28.11.1942, Personalakte Walter Kipper, zitiert nach: Fiebrandt Maria, NS-Bevölkerungspolitik und Psychiatrie, a. a. O., S. 212.
518 Ebd.
519 Aussage Viktor Ratka vom 17.02.1966, Hessisches Hauptstaatsarchiv Wiesbaden, Abt. 631a/1478, unpag., zitiert nach: Fiebrandt, Maria, Volks- und Reichsdeutsche, a. a. O., S. 229.

die Abteilungspflegerin Frieda W. ihn bei seiner Arbeit unterstützt haben. Maria L. erhielt zumindest eine Sonderzuwendung zum Jahresabschluss 1944, ein gängiges Prinzip der KdF ab 1941, das leistungs- und positionsabhängige Prämien für die Mitarbeit im Reichsausschussverfahren vorsah. Ebenfalls belegt ein Brief Kippers an den Reichsausschuß vom 6. Dezember 1943 die Mitarbeit der beiden Pflegerinnen: „Die Genannten sind voll vertrauenswürdig und unterstützen mich bei den Behandlungen".[520] Entscheidend für die Auswahl Tiegenhofs als Standort für eine Kinderfachabteilung nach dem offiziellen „Euthanasie"-Stopp war, so der Leiter der Aktion Hans Hefelmann, „in erster Line, dass der Leiter der Anstalten den sogen. Euthanasie-Gedanken nicht etwa ablehnte."[521] In Ratka schien man hierfür einen der bereitwilligsten Anstaltsleiter gefunden zu haben. Dies geht zumindest aus einem Bericht vom 30. Juni 1944 hervor: „Positiv dem Problem der Euthanasie gegenüber stehen eigentlich von den Anstaltsdirektoren, die ich bis jetzt besucht habe, nur der Leiter von Ansbach, Tiegenhof (Dr. Ratka) und betr. des Reichsausschusses die Anstalten, die bereits eine Reichsausschussabteilung haben."[522] Die Kinderfachabteilung in Tiegenhof ist bis dato jedoch nicht ausreichend erforscht. Die ersten Kinder trafen im Februar 1943 aus der Gauheilanstalt Warta ein. Von den 12 reichs- und volksdeutschen Kindern, hinter deren Namen im Aufnahmebuch „Kinderfachabteilung" notiert stand, verstarben 10 im Laufe des Jahres 1943. Ein weiteres starb 1944. Lediglich ein Kind überlebte und kehrte 1948 nach Deutschland zurück.[523] Insgesamt nahm die Anstalt in ihrer „Kinderfachabteilung" bis 1945 138 deutsche und polnische Kinder im Alter von vier Monaten bis 14 Jahren auf.[524]

Bis auf die Existenz, lässt sich jedoch weder was über Verlauf, Anwendungsmethoden noch Einbeziehung in die reichsweite Kindereuthanasie sagen. Da die 60 Patienten aus dem Franz-Sales-Haus in Essen zu den ersten Opfern dieser Kinderfachabteilung gehörten, müssen auch Klees Ausführungen revidiert

---

520 Reichsaussschuß, BAB NS 51/277, Akte Reichsbeihilfe; Vgl. Klee, Ernst, „Euthanasie", a. a. O., S. 363; Vgl. Topp, Sascha, Der Reichsausschuß, a. a. O., S. 35.
521 Aussage Hefelmann vom 07.11.1960, zitiert nach: Aly, Götz (Hrsg.), „Reichsausschußkinder". Eine Dokumentation, in: Ders., Die Aktion T4, a. a. O., S. 128.
522 Bericht Dr. Runckel vom 30.06.1944, BAL B162/17414, Bl. 329.
523 Vgl. Aufnahmebuch der Gauheilanstalt Tiegenhof 1942–1948, Wojwódzki Szpital dla Nerwowo i Psycicznie Chorych „Dziekanka" im. Aleksandra Piotrowskiego w Gnieźnie (Aleksander-Piotrowski-Wojewodschaftkrankenhaus für psychisch- und Nervenkranke in Gnesen, ehem. Dziekanka/Tiegenhof; Vgl. Fiebrandt, Maria, Volks- und Reichsdeutsche, a. a. O., S. 230.
524 Vgl. Fiebrandt, Maria, Volks- und Reichsdeutsche, a. a. O., S. 230.

werden. Er geht davon aus, dass bereits die deutschen Umsiedler aus dem Baltikum und die Hamburger Patienten 1941 von der Kinderfachabteilung betroffen waren.[525] Faktisch gab es diese aber zu diesem Zeitpunkt noch gar nicht. Sie wurden vielmehr Opfer der allgemeinen Vernichtung im Anstaltsbetrieb. Kipper selbst konnte sich in seiner Vernehmung weder an eine Kinderfachabteilung noch an ein unnatürliches Sterben in Tiegenhof erinnern:

> *„Ansonsten habe ich die Männerabteilung geleitet und eine speziell für mich eingerichtete Nervenabteilung. [...] Zusammenfassend muss ich sagen, dass mir kein einziger Fall einer Tötung von Geisteskranken der Anstalt Tiegenhof bekannt ist. [...] Die Sterblichkeitsrate (...) führe ich (...) auf die starke Unterernährung der Geisteskranken zurück, die wesentlich schlechter verpflegt wurden als andere Patienten, wie etwa die Nervenkranken."*[526]

Auch Kipper erscheint auf der Vorschlagsliste der Gauselbstverwaltung für das Kriegsverdienstkreuz II. Klasse (ohne Schwerter). In der Begründung steht diesbezüglich: „Er hat vornehmlich bei der Durchführung von erbbiologischen Sonderaufgaben an *hervorragender Stelle* (Hervorhebung E.S.) mitgewirkt."[527]

5.5.3 Tiegenhof als Sammelstelle für „Geisteskranke Ostarbeiter und Polen"

Ab September 1944 wurde Tiegenhof in eine weitere reichsweite Tötungsaktion einbezogen. Mit einem Rundschreiben des Reichsministeriums des Inneren unter dem Titel „geisteskranke Ostarbeiter und Polen" vom 6. September 1944 wurde die Anstalt zur Sammelstelle für Zwangsarbeiter der Gebiete Ostpreußen, Danzig-Westpreußen und Wartheland.[528] Während im Altreich bis Mitte des Jahres 1943 noch das Prinzip der Rückführung in ihre Heimatländer galt, sobald Zwangsarbeiter infolge der Ausbeutung ihrer Arbeitskraft erschöpften oder erkrankten, änderte sich diese Praxis aufgrund ökonomischer Nützlichkeitserwägungen zunehmend.[529] Im Oktober 1943 erfolgte die Anweisung des Generalbevollmächtigten des Arbeitseinsatzes, „daß sämtliche [...]

---

525 Vgl. Klee, Ernst, „Euthanasie", a. a. O., S. 405.
526 Zeugenvernehmung Dr. Walter Kipper vom 05.12.1978, BAL B162/25598, Bl. 98f.
527 Vorschlagsliste zur Verleihung des Kriegsverdienstkreuzes II. Klasse (ohne Schwerter), ohne Datum, BAL B162/17469, Bl. 62.
528 Vgl. Abdruck des Rundschreibens, Hamann, Matthias, Die Morde an polnischen und sowjetischen Zwangsarbeitern in deutschen Anstalten, in: Aussonderung und Tod, a. a. O., S. 146.
529 Vgl. Trus, Armin, „...vom Leid erlösen". Zur Geschichte der nationalsozialistischen „Euthanasie"-Verbrechen, Frankfurt a. M. 1995, S. 116.

eingesetzten Arbeitskräfte polnischer Nationalität und Ost-Arbeiter, die wegen Geisteskrankheit dauernd nicht einsatzfähig sind [...] künftig nicht mehr in die Heimat oder den Anwerbebezirk zurückzuführen sind."[530] Zwangsarbeiter die aufgrund der Lebens- und Arbeitssituation invalid oder arbeitsunfähig wurden, kamen umgehend in psychiatrische Anstalten, in denen sie von Ärzten untersucht wurden. Wichtigstes Kriterium war hierbei die „Arbeitstauglichkeit".[531] Waren die betroffenen Zwangsarbeiter nicht innerhalb von sechs Wochen wieder „arbeitstauglich", gerieten sie in den Strudel des „Euthanasie"-Apparates. So wurden bereits im Mai 1944 etliche Zwangsarbeiter in Hadamar, das als inoffizielle Sammelstelle galt, getötet.[532] Die offizielle Einführung des vorher schon praktisch genutzten Systems von Sammelstellen zur Liquidierung von Zwangsarbeitern erfolgte dann mit dem Runderlass des RmdI am 6. September 1944. So heißt es auszugshaft:

> „Bei der erheblichen Anzahl von Ostarbeitern und Polen, die zum Arbeitseinsatz in das deutsche Reich gebracht worden sind, werden die Aufnahmen entsprechender Geisteskranker in deutschen Irrenanstalten immer häufiger. Zweck der Aufnahme muß in jedem Falle eine möglichst rasche Wiederherstellung der Arbeitsfähigkeit sein. [...] [Es lässt sich] nicht verantworten, daß Kranke, die in absehbarer Zeit nicht wieder arbeitseinsatzfähig werden, für dauernd oder längere Zeit in den deutschen Anstalten verbleiben. [...] Aufgabe der Sammelanstalt ist es, zu entscheiden, ob mit der Wiederherstellung der Arbeitsfähigkeit in absehbarer Zeit zu rechnen ist. [...] Spätestens 4 Wochen nach Aufnahme in die Sammelanstalt ist dem Leiter der Zentral-Verrechnungsstelle ein kurzer Befundbericht mit Darstellung der Prognose des Falles und Stellungnahme zur Frage der Arbeitseinsatzfähigkeit zuzuleiten."[533]

Dass Tiegenhof keineswegs Sammelstelle zur Rehabilitierung der Zwangsarbeiter wurde, sondern deren Mordstätte, wird aus den vorherigen Vernichtungsmaßnahmen deutlich. Der Wert eines Zwangsarbeiterlebens, welches in der nationalsozialistischen Ideologie schon zuvor keinen wichtigen Stellenplatz eingenommen hatte, war endgültig auf wenige Wochen gesunken. Ähnlich der mangelnden Quellengrundlage der gegründeten Kinderfachabteilung lässt sich auch hier keine Aussage über den Umfang der Tötungen machen. Die Aktenlage in Tiegenhof steht dabei stellvertretend für die allgemeine Problematik der Erforschung der zweiten Phase der Euthanasie. Zugleich verweist die Ausdehnung der „Euthanasie"-Maßnahmen auf Zwangsarbeiterinnen und Zwangsarbeiter

---

530 Zitiert nach: Verfügung der StA Hamburg, ohne Datum, BLA B162/17390, Bl. 2302.
531 Vgl. Hamann, Matthias, Die Morde, a. a. O., S. 135.
532 Vgl. Trus, Armin, „...vom Leid erlösen", a. a. O., S. 116.
533 Abdruck des Rundschreibens, Hamann, Matthias, Die Morde, a. a. O., S. 145f.

darauf, wie sehr sich der Erfassungs- und Vernichtungswille im Laufe des Krieges radikalisierte.[534] Es handelte sich hierbei weder um „Geisteskranke" noch um psychisch Erkrankte, sondern um Personen, die durch die Zwangsarbeit in der nationalsozialistischen Vorstellung „nutzlos" wurden. Die geforderte „Arbeitstauglichkeit" wurde in dieser Phase zum unmittelbaren Kriterium, das über Leben und Tod entschied. Gegen Ende des Krieges weitete sich der Erfassungsansatz weiter aus. Zunehmend wurden auch Wehrmachtsangehörige in die Psychiatrien eingeliefert. Denn Soldaten, die psychisch erkrankten, galten als erbkrank und wurden als wehruntauglich entlassen.[535] Darauf folgte ein Dienstunfähigkeitsverfahren, das die Diagnose sicherte und zur Einlieferung in eine Psychiatrie führte.[536] Im Jahr 1942/43 betraf dies mindestens 11 000 Soldaten.[537] Im Falle Tiegenhofs ist lediglich durch eine Aussage die Existenz eines Wehrmachtsangehörigen unter den Patienten nachgewiesen:

> *„Er wurde in die Anstalt in Dziekanka von der Ostfront eingeliefert, wo er sich sehr schlecht über Hitler geäussert haben soll. Er stammte aus Westfalen. Eines Tages kamen seine Eltern aus Deutschland, um ihn zu besuchen, weil es aber bereits gegen Abend war, gestattete Jobst den Eltern nicht, den Patienten zu besuchen und sagte ihnen, sie sollten am darauffolgenden Tag kommen. [...] [A]ls die Eltern kamen um ihren Sohn zu besuchen, führte man sie in die Leichenhalle, wo man an diesem Tage den Leichnam des kranken Soldaten eingeliefert hatte."*[538]

Es wird sich hierbei zweifelsohne nicht um den einzigen deutschen Soldaten gehandelt haben. Viele andere werden ebenfalls im Zuge der medikamentösen Vernichtung oder den Hungertod gestorben sein. Auch dieses Feld lässt sich durch die Gerichtsakten nicht zur vollen Zufriedenheit beantworten. Die Einbeziehung weiterer potentieller Opfergruppen zeigt jedoch, welchen Radikalisierungsgrad diese dezentralisierte Phase der Euthanasie besaß. Zwar erfolgten die Einweisungen ab 1943 wieder zentralisierter, die Tötungen wurden jedoch wie zuvor in Eigenmotivation vom Anstaltspersonal übernommen. Als Tiegenhof am 21. Januar 1945 durch die Rote Armee eingenommen wurde, befanden sich auf dem Gelände 1033 Patienten. Da die Lebensdauer der eingelieferten Patienten minimal war, ist davon auszugehen, dass bei der hohen Patientenzahl weitere Transporte bis zum Ende der Anstalt eintrafen. Unter den 1033 Personen befanden

---

534 Vgl. Hohendorf, Gerrit, Ideengeschichte, a. a. O., S. 50.
535 Vgl. Klee, Ernst, „Euthanasie", a. a. O., S. 454.
536 Vgl. Brieler, Paul, Sorgenkinder in der Wehrmachtspsychologie, in: Psychologie & Gesellschaftskritik, Heft 47, 1988, S. 51ff.
537 Vgl. Klee, Ernst, „Euthanasie", a. a. O., S. 454.
538 Zeugenvernehmung Jozef C. vom 22.051972, BAL B162/17395, Bl. 2974.

sich 612 Deutsche, die restliche Personenanzahl setzte sich aus polnischen, ukrainischen, russischen und italienischen Staatsangehörigen zusammen.[539] Dabei dürfte es sich höchstwahrscheinlich um Zwangsarbeiter und Personen aus gauinternen Verlegungen gehandelt haben. Das gesamte deutsche Personal flüchtete bereits zuvor und verteilte sich auf die Anstalten im Altreich.[540] Bei ihrer Flucht ließen sie nicht nur die Patienten zurück, sondern auch alle Nachweise über die Verstrickungen in die Vernichtung, die jedoch zum Großteil im Zuge der Einquartierung der Roten Armee verloren gingen.[541] Nach Jan Gallus sind in Tiegenhof allein 3686 gesicherte Tötungen von polnischen, jüdischen, russischen und englischen Kranken in der Zeit von 1939–1945 nachgewiesen.[542] Diese Zahl setzt voraus, dass auch die Anzahl der getöteten Patienten im Zuge der Vergasungen durch das Sonderkommando Lange korrekt ist, was durch fehlende Abtransportlisten nicht eindeutig klar ist. Beachtet man die Tatsache, dass hierzu noch etliche ermordete deutsche Patienten, Zwangsarbeiter, die Opfer der Kinderfachabteilung kommen und ab 1943 keine Erfassung mehr von Patienteneingängen vorhanden war, kann von einer enormen Dunkelziffer ausgegangen werden. Allein die Berichte von täglich 80 Beerdigungen durch den Friedhofswärter im Jahr 1942 lassen vermuten, dass die wahre Opferzahl in Tiegenhof bei ca. 5000 Menschen liegt. Da die Akten entweder verschollen sind oder gar nicht erst geführt wurden, ist eine genaue Sicherung dieser Zahlen womöglich nur durch die Abgleichung aller Transporte nach Tiegenhof möglich.

---

539 Vgl. Bericht des polnischen Arztes Jan Gallus, BAL B162/25598, Bl. 39.
540 Vgl. Zeugenvernehmung Wilhelm Heiden vom 25.09.1962, BAL B162/17401, Bl. 3817; Vgl. Zeugenvernehmung Dr. Alfred Kipper vom 18.11.1964, ebd., Bl. 3829; Vgl. Zeugenvernehmung Elfriede K. vom 24.04.1963, ebd., Bl. 3846; Vgl. Zeugenvernehmung Maria L. vom 23.04.1963, BAL B162/17401, Bl. 3360.
541 Vgl. Bericht des polnischen Arztes Jan Gallus, BAL B162/25598, Bl. 40.
542 Ebd., Bl. 50. Es geht aus dieser Todeszahl nicht ganz hervor, ob er hierunter auch die Scheinbegrabungen erfasste.

6. Fazit

Im Gegensatz zu anderen Opfern nationalsozialistischer Gewaltverbrechen waren Geisteskranke und Menschen mit Behinderung schon sehr früh zur Tötung ausersehen. Prägend dabei war vor allem die biologistisch-rassistische Utopie eines gesunden, von allen Schwächen befreiten „Volkskörpers". Die ideologischen Grundlagen hierfür waren bereits zu Beginn der Jahrhundertwende existent und erfuhren durch den Ersten Weltkrieg eine nicht unwesentliche Konjunktur. Während die Ideen zur radikalen Ausgrenzung „Minderwertiger" durch den parlamentarischen Sieg der NSDAP 1933 zunehmend in den Bereich des Möglichen rückten, entwickelte sich die Psychiatrie in Polen zu einem der fortschrittlichsten Bereiche innerhalb der medizinischen Versorgung. Der Überfall auf Polen am 1. September 1939 brach mit diesen Prinzipien, denn der Krieg bot die ideale Gelegenheit für den ideologisch motivierten Vorsatz der Krankenvernichtung. Der Krieg als „Volkstumskampf" ausgeschrieben, richtete sich dabei nicht primär gegen den militärischen Gegner, sondern gegen die gesamte polnische Bevölkerung. In diesem Sinne waren polnische Anstaltsinsassen in doppelter Hinsicht vom rassistischen Weltbild der Besatzer betroffen. Mit der Bildung des Reichsgau Posen am 26. Oktober 1939 fielen fortan alle ehemaligen polnischen Pflegeanstalten in den Einflussbereich des im „Volkstumskampf" erprobten Gauleiters Greiser. Zugleich formten sich innerhalb der entstehenden Gauselbstverwaltung erstmalig Strukturen, die die Vernichtung von „lebensunwerten Leben" eigenverantwortlich vollzogen. So bildete sich unter dem Leiter Dr. Hans Friemert des Dezernates „Gesundheitswesen" eine regelrechte Koordinierungs- und Tarnungsstelle des Krankenmordes. Die Untersuchung hat gezeigt, in welchem Maße die Gauselbstverwaltung die eigenständige Organisation und Durchführung der Patiententötungen im Wartheland vornahm. Entscheidend bei den Krankentötungen war die ideologisch bestimmte Vernichtungsabsicht, die durch die Ausnahmesituation des Krieges und die organisatorischen Bedingungen des überwiegend polnisch geprägten Gaues bedingt waren. Erst hier konnte sich das normative Korsett der Besatzer von Blut, Rasse und Raum in Handlungsmaxime umsetzen lassen. Die einsetzende „Räumung" der Anstalt Tiegenhof im Dezember 1939 durch das gaueigene SS-Sonderkommando Lange und die Vernichtung in der umgebauten Vergasungsanstalt im Posener Fort VII verweisen zudem auf den Experimentiercharakter der Vernichtung. Während im „Altreich" die Vergasung im Januar 1940 mit der „T4"-Tötungsanstalt Grafeneck gerade erst anlief, starben allein aus Tiegenhof bereits 1.043 Patienten infolge der Vergiftung durch Kohlenmonoxid. Im Gegensatz zu den anderen Reichsgauen war die sich im Aufbau befindliche „Organisation T4" lediglich informell in den Krankenmord im Wartheland involviert. Die wesentliche Besonderheit und somit der Grund für die frühen Patiententötungen im Warthegau im Allgemeinen und in Tiegenhof im Besonderen, liegen, nach den dargebrachten Ergebnissen dieser Arbeit, vor allem in der eigenständigen Durchführung des Krankenmordes und der Darbietung als Laboratorium der Vernichtung. Wie aufgezeigt, dienten die gesammelten Erfahrungen der Weiterentwicklung von Tötungstechniken und letztlich der Übertragung auf andere systematische Vernichtungen. Allein aus Tiegenhof starben so von Dezember 1939 bis Juli 1941 mindestens 1.201 Personen. Im Gegensatz zu dieser ersten Phase zeigen sich die Geschehnisse in Tiegenhof ab Herbst 1941 weitaus komplexer. Fortan wurde die Anstalt zum Zielort von Krankentransporten aus dem „Altreich" bestimmt und entwickelte sich zunehmend zu einer Vernichtungsstätte größeren Ausmaßes. So setzte fast zeitgleich mit dem „Euthanasie"-Stopp der übermäßige Verbrauch todbringender Arznei ein. Die meisten Patienten starben dabei an den Folgen der Kombination von Unterernährung, medikamentöser Tötung und hygienischer Unterversorgung. Sowohl in die logistische Versorgung als auch in die Patiententransporte von und nach Tiegenhof waren die Gauselbstverwaltung und die „T4-Zentrale" gleichrangig involviert und ergänzten einander. Die Morde selbst wurden jedoch durch das leitende Anstaltspersonal durchgeführt, deren Beihilfe auch folglich prämiert wurde. Insbesondere am Anstaltsleiter Ratka wird deutlich, dass sich Ärzte im Rahmen der „Aktion T4" zur Mitarbeit beim Krankenmord verpflichteten, dadurch einen beruflichen Aufstieg und gesellschaftliche Anerkennung erfuhren und nach dem ausbleibenden Neustart des Krankenmordes auf ihre Anstalten selbst im Sinne der „Euthanasie" einwirkten. Dass sich dies dermaßen radikalisierte und in den Sog fortan auch deutsche Patienten, durch Zwangsarbeit erschöpfte Ostarbeiter und deutsche Soldaten kamen, verdeutlicht umso mehr welch hohen Stellenwert die biologistische Utopie einer von „Erbkranken" befreiten Gesellschaft unter der Ärzte- und Pflegerschaft hatte.

Wie dargelegt, stieß die Arbeit an einigen Punkten auch an ihre Grenzen. So sind es gerade die fehlenden oder nicht geführten Unterlagen der Anstalt Tiegenhof, die die Rekonstruktion erschweren. Ferner erweist sich das Netz der Transporte von Heimanstalten über Zwischenanstalten bis zur Tötungsanstalt als dermaßen bewusst komplex, dass oftmals die wirklichen Zielorte und Patientenzahlen im Verborgenen bleiben. Begünstigt wird das vor allem durch das historiographische Desinteresse an den Geschehnissen in den polnischen Anstalten. Trotz des Versuchs einer weitestgehend umfassenden Aufarbeitung und Kontextualisierung der Geschehnisse in Tiegenhof in den Jahren 1939–1945 bleiben immer noch Fragen offen. Insbesondere die Einbindung Tiegenhofs in die reichsweiten Verlegungstransporte sowie die Rolle der Kinderfachabteilung lassen ein gewisses Potential an neuen Erkenntnissen vermuten. Ebenfalls muss die Erforschung der anderen wartheländischen Anstalten Aufgabe zukünftiger historischer Auseinandersetzungen sein. Nur so können die nationalsozialistische „Euthanasie" als auch die Sonderrolle Tiegenhofs in diesem Geflecht näher beleuchtet werden.

Abkürzungen und Erläuterungen

„Aktion T4"
Die „Aktion T4" bezeichnet die systematische Ermordung von mehr als 70.000 Menschen mit geistigen und körperlichen Behinderungen von Januar 1940 bis August 1941. Namensgebend ist die in der Berliner Tiergartenstraße 4 untergebrachte Zentrale, die den Krankenmord über verschiedene Scheinorganisationen leitete. Insgesamt verfügte die T4-Zentrale über sechs Vergasungsanstalten, in denen die Patienten durch Kohlenmonoxid getötet wurden. Charakteristisch war vor allem das bürokratisierte Gutachterverfahren, das den Patientenmord zwischen Anstaltsärzten und externen Gutachtern aufteilte.

„Aktion 14f13"
Die „Aktion 14f13", auch unter der NS-Bezeichnung Sonderbehandlung 14f13 bekannt, war ein ab April 1941 neben der „Aktion T4" und der „Kindereuthanasie" organisiertes Mordprogramm an arbeitsunfähigen und unliebsamen KZ-Häftlingen. Dabei sollten möglichst unauffällig kranke und nicht mehr arbeitsfähige KZ-Insassen durch die T4-Tötungsanstalten vernichtet werden.
Bis März 1943 forderte diese Form der Vernichtung ca. 10.000 bis 20.000 Opfer. Im Gegensatz zur „Aktion T4" verzichtete man gänzlich auf Scheinmotive wie Gnadentod. Im Mittelpunkt stand unverschleiert die Selektion nach Arbeitskraft und rassistischen Motiven, wie die Einbeziehung von Juden und Sinti und Roma in den Vernichtungsprozess zeigte.

CdZ	Chef der Zivilverwaltung
DFG	Deutsche Forschungsgemeinschaft
EG	Einsatzgruppe
EK	Einsatzkommando
Gestapo	Geheime Staatspolizei
GeKrat	Gemeinnützige Kranken-Transport GmbH
GG	Generalgouvernement

HSSPF	Höherer SS-und Polizeiführer
KdF	Kanzlei des Führers
Kripo	Kriminalpolizei
KTI	Kriminaltechnisches Institut
Reichsausschuß	Reichsausschuß zur wissenschaftlichen Erfassung von erb- und anlagenbedingten schweren Leiden
RmdI	Reichsministerium des Inneren
RSHA	Reichssicherheitshauptamt
SD	Sicherheitsdienst
Sipo	Sicherheitspolizei
SK	Sonderkommando
SS	Schutzstaffel
StA	Staatsanwaltschaft
ZSL	Zentrale Stelle der Landesjustizverwaltung Ludwigsburg

Quellen- und Literaturverzeichnis

Ungedruckte Quellen

Bundesarchiv Ludwigsburg
BAL B162/1602
BAL B162/5066
BAL B162/14511
BAL B162/15600
BAL B162/15602
BAL B162/15603
BAL B162/15604
BAL B162/15606
BAL Bl62/15611
BAL B162/15612
BAL B162/15613
BAL B162/17370
BAL B162/17371
BAL B162/17376
BAL B162/17377
BAL B162/17385
BAL B162/17388
BAL B162/17389
BAL B162/17390
BAL B162/17395
BAL B162/17398
BAL B162/17401
BAL B162/17402
BAL B162/17404
BAL B162/17414
BAL B162/17415
BAL B162/17416
BAL B162/17469
BAL B162/25598
BAL B162/43425

BAL B162/43458
BAL B162/43459
BAL B162/43460

Bundesarchiv Berlin
BAB NS 51/277
BAB VBS 283/ 6010011141
BAB VB2 283/6130014355
BAB VBS 286/6400025425
BAB R-43-II/737b

Gedruckte Quellen und Literatur

ALBERTI, Michael, Die Verfolgung und Vernichtung der Juden im Reichsgau Wartheland 1939-1945, Wiesbaden 2006.

ALBERTI, Michael, Exerzierplatz des Nationalsozialismus. Der Reichsgau Wartheland 1939-1942, in: Mallmann, Klaus-Michael/ Musial, Bogdan (Hrsg.), Genesis des Genozids. Polen 1939-1941, Darmstadt 2004, S. 111-126.

ALLEN, Garland, The Ideology of Elimination. American and German Eugenics. 1900-1945, in: Nicosia, Francis R./ Huener, Jonathan (Hrsg.), Medicine and Medical Ethics in Nazi Germany, New York 2002, S. 13-40.

ALY, Götz, Die „Aktion Brandt"-Bombenkrieg, Bettenbedarf und „Euthanasie", in: Ders. (Hrsg.), Aktion T4. 1939-1945. Die „Euthanasie"-Zentrale in der Tiergartentstraße 4, Berlin 1987, S. 168-182.

ALY, Götz, Die Belasteten. „Euthanasie" 1939-1945. Eine Gesellschaftsgeschichte, Frankfurt a. M. 2013.

ALY, Götz, Endlösung. Völkerverschiebung und der Mord an den europäischen Juden, Frankfurt a. M. 1995.

ALY, Götz, Medizin gegen Unbrauchbare, in: Ders. (Red.), Aussonderung und Tod. Die klinische Hinrichtung der Unbrauchbaren (Beiträge zur nationalsozialistischen Gesundheits-und Sozialpolitik, Bd. 1), Berlin 1985, S. 9-74.

ALY, Götz, (Hrsg.), „Reichsausschußkinder". Eine Dokumentation, in: Ders. (Hrsg.), Aktion T4. 1939-1945. Die „Euthanasie"-Zentrale in der Tiergartentstraße 4, Berlin 1987, S. 121-135.

AYAß, Wolfgang, „Asoziale" im Nationalsozialismus, Stuttgart 1995.

BAADER, Gerhard/ Schultz, Ulrich (Hrsg.), Medizin und Nationalsozialismus. Tabuisierte Vergangenheit – ungebrochene Tradition?, 2. erw. Auflage, Berlin 1983.

BAADER, Gerhard, Psychiatrie und Vernichtungsstrategien in der NS-Ideologie, in: Jockusch, Ulrich/ Scholz, Lothar (Hrsg.), Verwaltetes Morden im Nationalsozialismus. Verstrickung – Verdrängung – Verantwortung von Psychiatrie und Justiz, Regensburg 1992, S. 18-25.

BAADER, Gerhard, Zur Ideologie des Sozialdarwinismus, in: Ders./ Schultz, Ulrich (Hrsg.), Medizin und Nationalsozialismus. Tabuisierte Vergangenheit – Ungebrochene Tradition?, 2. erw. Aufl., Berlin 1983, S. 39-51.

BECKER, Peter Emil, Sozialdarwinismus, Rassismus, Antisemitismus und Völkischer Gedanke. Wege ins Dritte Reich Teil II, Stuttgart 1990.

BEDDIES, Thomas, Die Reformpsychiatrie der zwanziger Jahre des 20. Jahrhunderts, in: Ders./ Hübner, Kristina (Hrsg.), Dokumente zur Psychiatrie im Nationalsozialismus, Berlin 2003, S. 11–41.

BEER, Mathias, Die Entwicklung der Gaswagen beim Mord an den Juden, in: Vierteljahreshefte für Zeitgeschichte 35 (1987), S. 403–417.

BEER, Mathias, Gaswagen. Von der „Euthanasie" zum Genozid, in: Morsch, Günther/ Perz, Bertrand (Hrsg.), Neue Studien zu nationalsozialistischen Massentötungen durch Giftgas. Historische Bedeutung, technische Entwicklung, revisionistische Leugnung, 2. überar. Aufl., Berlin 2012, S. 153–164.

BERNHARDT, Heike, Anstaltspsychiatrie und „Euthanasie" in Pommern 1933 bis 1945. Die Krankenmorde an Kindern und Erwachsenen am Beispiel der Landesheilanstalt Ueckermünde, Frankfurt a. M. 1994.

BINDING, Karl/ Hoche, Alfred, Die Freigabe der Vernichtung lebensunwerten Lebens. Ihr Maß und ihre Form, in: Grübler, Gerd (Hrsg.), Quellen zur deutschen Euthanasie Diskussion 1895–1941, Berlin 2007, S. 130–157.

BLECKER, Johanna/ Schmiedebach, Hans-Peter, Medizin und Krieg. Vom Dilemma der Heilberufe 1865–1985, Frankfurt a. M. 1987.

BOCK, Gisela, Zwangssterilisation im Nationalsozialismus. Studien zur Rassenpolitik und Frauenpolitik, Opladen 1986.

BÖHME, Klaus/ Lohalm, Uwe (Hrsg.), Wege in den Tod. Hamburgs Anstalt Langenhorn und die Euthanasie in der Zeit des Nationalsozialismus, Hamburg 1993.

BRIESLER, Paul, Sorgenkinder in der Wehrmachtspsychologie, in: Psychologie & Gesellschaftskritik, Heft 47, 1988, S. 51–75.

BROKMEIER, Peter, Die Vorstufe der Endlösung. Zum Frankfurter Euthanasieprozeß 1967/68, in: Gewerkschaftliche Monatshefte, Nummer 21 (1970), S. 28–37.

BROSZAT, Martin, Nationalsozialistische Polenpolitik, Stuttgart 1961.

BURLEIGH, Michael/ Wippermann, Wolfgang, The Racial State. Germany 1933–1945, Cambridge u.a. 1991.

BURLEIGH, Michael, Between Enthusiasm, Compliance and Protest. The Churches, Eugenics and the Nazi „Euthanasia" Programme, in: Contemporary European History 3 (1994), S. 253–263.

BURLEIGH, Michael, Tod und Erlösung, Euthanasie in Deutschland 1900–1945, Zürich 2002.

DARWIN, Charles, hrsg. von Paul Wrede, Die Entstehung der Arten durch natürliche Zuchtwahl, Weinheim 2013.

DAVIES, Norman, Im Herzen Europas, Geschichte Polens, dritte erw. Auflage, München 2002.

DEHLINGER, Systematische Übersicht über 76 Jhg. RGBl. (1867–1942), Stuttgart 1943.

DÖRNER, Klaus, Die soziale Frage und der Diskurs um die „Euthanasie", in: Rotzoll, Maike u.a. (Hrsg.), Die nationalsozialistische „Euthanasie"-Aktion „T4" und ihre Opfer. Geschichte und ethische Konsequenzen für die Gegenwart, Paderborn 2010, S. 42–46.

DÖRNER, Klaus, Nationalsozialismus und Lebensvernichtung, in: Vierteljahreshefte für Zeitgeschichte 15 (1967), S. 121–152.

DÖRNER, Klaus, Tödliches Mitleid. Zur Frage der Unerträglichkeit des Lebens oder: die Soziale Frage: Entstehung, Medizinisierung, NS-Endlösung heute, morgen, Gütersloh 1988.

ECKART, Wolfgang Uwe, Ein Feld der rationalen Vernichtungspolitik. Biopolitische Ideen und Praktiken vom Malthusianismus bis zum nationalsozialistischen Sterilisationsgesetz, in: Rotzoll, Maike u.a. (Hrsg.), Die nationalsozialistische „Euthanasie"-Aktion „T4" und ihre Opfer. Historische Bedingungen und ethische Konsequenzen für die Gegenwart, Paderborn 2010, S. 25–41.

ECKART, Wolfgang Uwe, Medizin in der NS-Diktatur. Ideologie, Praxis, Folgen, Wien [u.a.] 2012.

ECKART, Wolfgang Uwe, Medizin und Kolonialimperialismus. Deutschland 1884–1946, Paderborn 1997.

EHRHARDT, Helmut, Euthanasie und Vernichtung „lebensunwerten" Lebens, Stuttgart 1965.

KOGON, Eugen/ Langbein, Hermann/Rückerl, Adalbert u.a. (Hrsg.), Nationalsozialistische Massentötungen durch Giftgas, Frankfurt a. M. 1986.

FAULSTICH, Heinz, Hungersterben in der Psychiatrie 1914–1949. Mit einer Topographie der NS-Psychiatrie, Freiburg 1998.

FIEBRANDT, Maria, NS-Bevölkerungspolitik und Psychiatrie. Die Umfunktionierung der Heilanstalt Tiegenhof/Dziekanka zu einer „Vorbildlichen Heilanstalt für Deutsche" während der Deutschen Besatzungszeit 1939–1945, in: Poznańskie Towarzystwo Przyjaciół Nauk (Hrsg.), Medycyna na usługach systemu eksterminacji ludności w Trzeciej Rzeszy i na terenach okupowanej Polski, Poznan/ Gniezno 2011, S. 205–216.

FIEBRANDT, Maria, Volks- und Reichsdeutsche in den Heilanstalten Warta und Tiegenhof (Warthegau) 1939–1945, in: Arbeitskreis zur Erforschung der nationalsozialistischen „Euthanasie" und Zwangssterilisation (Hrsg.), NS-Euthanasie in der „Ostmark", Berlin 2012, S. 219–238.

FINGER, Jürgen/ Keller, Sven, Täter und Opfer – Gedanken zu Quellenkritik und Aussagekontext, in: Finger, Jürgen/ Keller, Sven/ Wirsching, Andreas (Hrsg.), Vom Recht zur Geschichte. Akten aus NS-Prozessen als Quellen der Zeitgeschichte, Göttingen 2009, S. 114–131.

FREI, Norbert, Der Führerstaat. Nationalsozialistische Herrschaft 1933–1945, München 1987.

FREI, Norbert (Hrsg.), Medizin- und Gesundheitspolitik in der NS-Zeit, München 1991.

FRIEDLANDER, Henry, Der Weg zum NS-Genozid. Von der Euthanasie zur Endlösung, Berlin 1997.

FUCHS, Petra u.a. (Hrsg.), „Das Vergessen der Vernichtung ist Teil der Vernichtung selbst". Lebensgeschichten von Opfern der nationalsozialistischen „Euthanasie", Göttingen 2007.

GERST, Thomas, Der Auftrag der Ärztekammern an Alexander Mitscherlich zur Beobachtung und Dokumentation des Prozeßverlaufs, in: Deutsches Ärzteblatt 91, Heft 22/23 1994, S. B-1201.

GREVE, Michael, Die organisierte Vernichtung lebensunwerten Lebens. Dargestellt am Beispiel des Wirkens und der strafrechtlichen Verfolgung ausgewählter NS-Tötungsärzte, Pfaffenweiler 1998.

GROSCURTH, Helmuth, Tagebücher eines Abwehroffiziers 1938–1940. Mit weiteren Dokumenten zur Militäropposition gegen Hitler, Stuttgart 1970.

GUT, Agata, Eutanazja – ukryte ludobójstwo pacjentów szpitali psychiatrycznych w Kraju Warty i na Pomorzu w latach 1939–1945 (Euthanasie – Getarnter Völkermord an den Patienten der psychiatrischen Anstalten im Wartheland und Pommern 1939–1945), Poznan 2004. Abgerufen am 09.03.2013 (http://ipn.gov.pl/aktualnosci/2006/centrala/eutanazja-ukryte-ludobojstwo-pacjen tow-szpitali-psychiatrycznych-w-kraju-warty).

HABERMAS, Jürgen, Die Zukunft der menschlichen Natur. Auf dem Weg zu einer liberalen Eugenik?, Frankfurt a. M. 2005.

HAMANN, Matthias, Die Morde an polnischen und sowjetischen Zwangsarbeitern in deutschen Anstalten, in: Aussonderung und Tod. Die klinische

Hinrichtung der Unbrauchbaren (Beiträge zur nationalsozialistischen Gesundheits-und Sozialpolitik, Bd. 1, Berlin 1985., S. 121–157.

HENKE, Klaus-Dietmar, Einleitung: Wissenschaftliche Entmenschlichung und politische Massentötung, in: Ders. (Hrsg.), Tödliche Medizin im Nationalsozialismus. Von der Rassenhygiene zum Massenmord (=Schriften des Deutschen Hygiene Museums Dresden, Band 7), Köln [u.a.] 2008, S. 9–30.

HIRSCHINGER, Frank, Zur Ausmerzung freigegeben. Halle und die Landesheilanstalt Altscherbitz 1933–1945, Köln u.a. 2001.

HOHENDORF, Gerrit, Ideengeschichte und Realgeschichte der nationalsozialistischen „Euthanasie" im Überblick, in: Fuchs, Petra/ Rotzoll, Maike/ Müller, Ulrich, u.a. (Hrsg.), „Das Vergessen der Vernichtung ist Teil der Vernichtung selbst". Lebensgeschichten von Opfern der nationalsozialistischen „Euthanasie", Göttingen 2007, S. 36–52.

HOHENDORF, Gerrit/ Magull-Seltenreich, Achim (Hrsg.), Von der Heilkunde zur Massentötung. Medizin im Nationalsozialismus, Heidelberg 1990.

HONOLKA, Bert, Die Kreuzelschreiber. Ärzte ohne Gewissen. Euthanasie im Dritten Reich, Hamburg 1961.

HOJAN, Artur/ Munro, Cameron, Zagłada chorych psychicznie. Pamięć i historia (Die Vernichtung der Geisteskranken. Erinnerung und Geschichte), Warszawa 2012.

JAROSZEWSKI, Zdzislaw (Hrsg.), Die Ermordung der Geisteskranken in Polen 1939–1945/ Zaglada chorych psychicznie w Polsce 1939–1945,Warschau 1993.

JENNER, Harald, Friedrich Lensch und die Alsterdorfer Anstalten 1930–1945, in: Wunder, Michael/ Genkel, Ingrid/ Jenner, Harald (Hrsg.), Auf dieser schiefen Ebene gibt es kein Halten mehr. Die Alsterdorfer Anstalten im Nationalsozialismus, 2. Aufl., Hamburg 1988, S. 127–154.

KAISER, Jochen-Christoph/ Nowak, Kurt/ Schwartz, Michael, Eugenik, Sterilisation. Politische Biologie in Deutschland 1895–1945, Berlin 1992.

KAMINSKY, Uwe, Die NS-„Euthanasie". Ein Forschungsüberblick, in: Henke, Klaus-Dietmar (Hrsg.), Tödliche Medizinim Nationalsozialismus. Von der Rassenhygiene zum Massenmord (=Schriften des Deutschen Hygiene Museums Dresden, Band 7), Köln [u.a.] 2008, S. 269–290.

KATER, Michael H., Ärzte als Hitlers Helfer, Hamburg/ Wien 2000.

KATER, Michael H., Die Gesundheitsführung des Deutschen Volkes, in: Medizinhistorisches Journal 18 (1983), S. 349–375.

KAUL, Friedrich Karl, Die Psychiatrie im Strudel der Euthanasie, Berlin 1979.

KERSHAW, Ian, Arthur Greiser – Ein Motor der „Endlösung", in: Smelser, Ronald/ Syring, Enrico/ Zitelmann, Rainer (Hrsg.), Die braune Elite 2. 21 weitere biographische Skizzen, Darmstadt 1993, S. 11–127.

KLEE, Ernst (Hrsg.), Dokumente zur „Euthanasie", Frankfurt a. M. 1986.

KLEE, Ernst, „Euthanasie" im Dritten Reich. Die „Vernichtung lebensunwerten Lebens", Frankfurt a. M. 2010.

KLEE, Ernst, Geldverschwendung an Schwachsinnige und Säufer, in Die ZEIT vom 25.04.1986, S. 41–45.

KLEE, Ernst, Von der „T4" zur Judenvernichtung. Die „Aktion Reinhard" in den Vernichtungslagern Bełżec, Sobibor und Treblinka, in: Götz, Aly, „Aktion T4" 1939–1945. Die „Euthanasie"-Zentrale in der Tiergartentstraße 4, Berlin 1987, S. 147–152.

KLEE, Ernst, Was sie taten – Was sie wurden, Ärzte, Juristen und andere Beteiligte am Kranken-oder Judenmord, 13. Auflage, Frankfurt a. M. 2012.

KLEE, Ernst/ Dreßen, Willi (Hrsg.), „Gott mit uns". Der deutsche Vernichtungskrieg im Osten 1939–1945, Frankfurt a. M. 1989.

KLEE, Ernst/ Dreßen, Willi/ Rieß, Volker (Hrsg.), Schöne Zeiten. Judenmord aus der Sicht der Täter und Gaffer, 3. Aufl., Frankfurt a. M. 1988.

KOSIUL, Willi, Die Bukowina und ihre Buchenlanddeutschen, Band 2. Die rumänische Bukowina von 1918 bis 1940 und die Umsiedlung der Buchenlanddeutschen 1940 in das Deutsche Reich, Oberding 2012.

KRANZ, Alexander, Reichsstatthalter Arthur Greiser und die Zivilverwaltung im Wartheland 1939/40. Die Bevölkerungspolitik in der ersten Phase der deutschen Besatzungsherrschaft in Polen, Potsdam 2010.

KRAUSNICK, Helmut, Hitlers Einsatzgruppen. Die Truppen des Weltanschauungskrieges 1938–1942. Frankfurt a. M. 1985.

KULIKOWSKA, Anna, Erinnerungen an das psychiatrische Krankenhaus in Gostynin während der Okkupationszeit, in; Aly, Götz (Hrsg.), Aktion T4 1939–1945. Die „Euthanasie"-Zentrale in der Tiergartenstraße 4, Berlin 1987, S. 45–46.

KUNZ, Andreas, Die Unterlagen der Zentralen Stelle der Landesjustizverwaltung zur Aufklärung nationalsozialistischer Verbrechen. Bestandbeschreibung und Forschungsmöglichkeiten, in: Finger, Jürgen/ Keller, Sven/ Wirsching, Andreas (Hrsg.), Vom Recht zur Geschichte. Akten aus NS-Prozessen als Quellen der Zeitgeschichte, Göttingen 2009, S. 225–230.

LAEHR, Hans, Die Anstalten für psychisch Kranke in Deutschland, Österreich, der Schweiz und den baltischen Ländern, 7. Aufl., Berlin 1912.

LEIBFRIED, Stephan/ Tennstedt, Florian, Berufsverbote und Sozialpolitik 1933, Bremen 1980.

LEIPERT, Matthias/ Styrnal, Rudolf/ Schwarzer, Winfried, Verlegt nach unbekannt. Sterilisation und Euthanasie in Galkhausen 1933–1945, Köln u. a. 1987.

LEY, Astrid, Massentötung durch Kohlenmonoxid. Die „Erfindung" einer Mordmethode, die „Probevergasung" und der Krankenmord in Brandenburg/ Havel, in: Morsch, Günter/ Perz, Bertrand (Hrsg.), Neue Studien zu nationalsozialistischen Massentötungen durch Giftgas. Historische Bedeutung, technische Entwicklung, revisionistische Leugnung, zweite Auflage, Berlin 2012, S. 88–99.

LONGERICH, Peter, Davon haben wir nichts gewusst! Die Deutschen und die Judenverfolgung 1933–1945, Bonn 2006.

LONGERICH, Peter, Hitlers Stellvertreter. Führung der Partei und Kontrolle des Staatsapparates durch den Stab Hess und die Parteikanzlei Bormann, München u.a. 1992.

MALLMANN, Klaus-Michael/ Musial, Bogdan, Einleitung, in: Dies. (Hrsg.), Genesis des Genozids. Polen 1939–1941, Darmstadt 2004, S. 7–12.

MIKULSKI, Jan, Medycyna hitlerowksa w sluzbie III Rzeszy (Die nationalsozialistische Medizin im Dienste des Dritten Reiches), Warszawa 1981.

MILCZAREK, Jan, Wymordowanie chorych psychicznie w Warcie (=Die Ermordung der Geisteskranken in Warta), in: Przeglad lekarski, 36 (1979), Nr. 1, S. 115–119.

MITSCHERLICH, Alexander/ Mielke, Fred (Hrsg.), Medizin ohne Menschlichkeit. Dokumente des Nürnberger Ärzteprozesses, Frankfurt a. M. [u. a.] 1960.

MÜLLER, Christian, Verbrechensbekämpfung im Anstaltsstaat. Psychiatrie, Kriminologie und Strafrechtsreform in Deutschland 1871–1933, Göttingen 2004.

NOWAK, Kurt, „Euthanasie" und Sterilisierung im „Dritten Reich". Die Konfrontation der evangelischen und katholischen Kirche mit dem „Gesetz zur Verhütung erbkranken Nachwuchses" und der „Euthanasie"-Aktion, 3. Aufl., Göttingen 1984.

NOWAK, Karolina, Die Vernichtung „lebensunwerten Lebens" im Reichsgau Wartheland 1939–1945 (Magisterarbeit an der Albert-Ludwigs-Universität Freiburg i. Br. 2009.).

OLSZEWSKI, Marian, Fort VII w Poznaniu (Das Fort VII in Posen), Poznań 1974.

PFEIFFER, Jürgen (Hrsg.), Menschenverachtung und Opportunismus. Zur Medizin im Dritten Reich, Tübingen 1992.

PLATEN-HALLERMUND, Alice, Die Tötung Geisteskranker in Deutschland, 5. Auflage, Frankfurt a. M. 2005.

POHL, Dieter, Die Reichsgaue Danzig-Westpreußen und Wartheland. Koloniale Verwaltung oder Modell für die zukünftige Gauverwaltung?, in: John, Jürgen/ Möller, Horst/ Schaarschmidt, Thomas (Hrsg.), Die NS-Gaue. Regionale Mittelinstanzen im zentralistischen Führerstaat, München 2007, S. 395–406.

POHL, Dieter, Sowjetische und polnische Strafverfahren wegen NS-Verbrechen – Quellen für den Historiker?, in: Finger, Jürgen/ Keller, Sven/ Wirsching, Andreas (Hrsg.), Vom Recht zur Geschichte. Akten aus NS-Prozessen als Quellen der Zeitgeschichte, Göttingen 2009, S. 132–141.

PUSCHNER, Uwe, Die völkische Bewegung im wilhelminischen Kaiserreich. Sprache – Rasse – Religion, Darmstadt 2001.

REBENTISCH, Dieter, Führerstaat und Verwaltung im Zweiten Weltkrieg. Verfassungsentwicklung und Verwaltungspolitik 1939–1945, Stuttgart 1989.

RIEß, Volker, Die Anfänge der Vernichtung „lebensunwerten Lebens" in den Reichsgauen Danzig-Westpreußen und Wartheland 1939/40, Frankfurt a. M. 1995.

RIEß, Volker, Zentrale und dezentrale Radikalisierung. Die Tötungen „unwerten Lebens" in den annektierten west-und nordpolnischen Gebieten 1939–1941, in: Mallmann, Klaus-Michael/ Musial, Bogdan (Hrsg.), Genesis des Genozids. Polen 1939–1941, Darmstadt 2004, S. 127–144.

RÖNN, Peter, Auf der Suche nach einem anderen Paradigma. Überlegungen zum Verlauf der NS-„Euthanasie" am Beispiel der Anstalt Langenhorn, in: Recht und Psychiatrie 2 (1991), S. 50–56.

ROER, Dorothee, Lebens–unwert, Kinder und Jugendliche in der NS-Psychiatrie, in Beiträge zur NS-Gesundheits-und Sozialpolitik 13 (1997), S. 107–130.

ROER, Dorothee/ Henkel, Dieter (Hrsg.), Psychiatrie im Faschismus. Die Anstalt Hadamar 1933–1945, Frankfurt a. M. 1986.

ROER, Dorothee, Psychiatrie in Deutschland 1933–1945. Ihr Beitrag zur „Endlösung der sozialen Frage" am Beispiel der Heilanstalt Uchtspringe, in: Psychiatrie und Gesellschaftskritik 16 (1992)/H.2., S. 15–37.

ROTZOLL, Maike u.a. (Hrsg.), Die nationalsozialistische „Euthanasie"-Aktion „T4" und ihre Opfer. Geschichte und ethische Konsequenzen für die Gegenwart, Paderborn 2010.

RÜTHER, Martin, Geschichte der Medizin. Ärzte im Nationalsozialismus. Neue Forschungen und Erkenntnisse zur Mitgliedschaft in der NSDAP, in: Deutsches Ärzteblatt, Heft 49 (2001), S. A3264-A3265.

SANDNER, Peter, Fürsorgebehörden als Kostenträger der Anstaltsunterbringung, in: Hamm, Margret (Hrsg.), Lebensunwert zerstörte Leben. Zwangssterilisation und Euthanasie, 3. Aufl., Frankfurt a. M. 2008, S. 98-110.

SCHALLMAYER, Wilhelem, Vererbung und Auslese im Lebenslauf der Völker, Jena 1903.

SCHMIDT, Gerhard, Selektion in der Heilanstalt 1939-1945, Stuttgart 1965.

SCHMUHL, Hans-Walter, Rassenhygiene, Nationalsozialismus, Euthanasie. Von der Verhütung zur Vernichtung „lebensunwerten Lebens", 1890-1945, München 2003.

SCHMUHL, Hans-Walter, Eugenik und „Euthanasie" Zwei paar Schuhe? Eine Antwort auf Michael Schwartz, in: Westfälische Forschungen 47 (1997), S. 757-762.

SCHMUHL, Hans-Walter, Grenzüberschreitungen. Das Kaiser-Wilhelm-Institut für Anthropologie, menschliche Erblehre und Eugenik 1927-1945, Göttingen, 2005.

SCHMUHL, Hans-Walter, Philipp Bouhler - Ein Vorreiter des Massenmords, in: Smelser, Ronald/Syring, Enrico/Zitelmann, Rainer (Hrsg.), Die braune Elite, Darmstadt 1990. S. 39-50.

SCHWARTZ, Michael, „Euthanasie"-Debatten in Deutschland (1895-1945), in: VfZ 46 (1998), S. 617-665.

SCHWARTZ, Michael, Rassenhygiene, Nationalsozialismus, Euthanasie? Kritische Anfragen an eine These Hans- Walter Schmuhls, in: Westfälische Forschungen 46 (1996), S. 604-622.

SCHWARTZ, Michael, Sozialistische Eugenik, Eugenische Sozialtechnologien in Debatten und Politik der deutschen Sozialdemokratie 1890-1933, Bonn 1995.

SIEMEN, Hans Ludwig, Reform und Radikalisierung. Veränderungen der Psychiatrie in der Weltwirtschaftskrise, in: Frei, Norbert (Hrsg.), Medizin und Gesundheitspolitik in der NS-Zeit, München 1991, S. 191-200.

SNYDER, Kriemhild, Die Landesheilanstalt Uchtspringe und ihre Verstrickung in nationalsozialistische Verbrechen, in: Landeszentrale für politische Bildung Sachsen-Anhalt (Hrsg.), Psychiatrie des Todes, NS-Zwangssterilisation und „Euthanasie" im Freistaat Anhalt und der Provinz Sachsen, Magdeburg 2001, S. 75–96.

STEINBACH, Peter/ Tuchel, Johannes, Die Ermordung Kranker – Von der Sterilisation zur Mordaktion, in: Tuchel, Johannes (Hrsg.), „Kein Recht auf Leben". Beiträge und Dokumente zur Entrechtung und Vernichtung „lebensunwerten Lebens" im Nationalsozialismus, Berlin 1984, S. 11–32.

SÜß, Winfried, Der „Volkskörper" im Krieg. Gesundheitspolitik, Gesundheitsverhältnisse und Krankenmord im nationalsozialistischen Deutschland 1933–1945, München 2003.

SÜß, Winfried, Krankenmord. Forschungsstand und Forschungsfragen zur Geschichte der nationalsozialistischen „Euthanasie", in: Theresia Bauer/Winfried Süß (Hrsg.), NS-Diktatur, DDR, Bundesrepublik. Drei Zeitgeschichten des vereinigten Deutschland, Neuried 2000, S. 47–86.

TOPP, Sascha/ u.a., Die Provinz Ostpreußen und die nationalsozialistische „Euthanasie". SS-Aktion Lange und „Aktion T4", in: Medizinhistorisches Journal, Nr. 43, Stuttgart 2008, S. 20–55.

TOPP, Sascha, Krankentötungen in Ostpreußen. Ein Vergleich der „Aktion Lange" und der „Aktion T4", in: Rotzoll, Maike u.a. (Hrsg.), Die nationalsozialistische „Euthanasie"-Aktion „T4" und ihre Opfer. Geschichte und ethische Konsequenzen für die Gegenwart, Paderborn 2010, S. 169–174.

TOPP, Sascha, Der „Reichsausschuß zur wissenschaftlichen Erfassung erb-und anlagebedingter schwerer Leiden. Zur Organisation der Ermordung minderjähriger Kranker im Nationalsozialismus 1939–1945, in: Beddies, Thomas/ Hübener, Kristina (Hrsg.), Kinder in der NS-Psychiatrie, Berlin 2004, S. 17–54.

TRUS, Armin, „…vom Leid erlösen". Zur Geschichte der nationalsozialistischen „Euthanasie"-Verbrechen, Frankfurt a. M. 1995.

UMBREIT, Hans, Deutsche Militärverwaltung 1938/39. Die militärische Besetzung der Tschechoslowakei und Polens, Stuttgart 1977.

UNBEKANNT, Aufnahmebuch der Gauheilanstalt Tiegenhof 1942–1948, Wojewódzki Szpital dla Nerwowo i Psychicznie Chorych „Dziekanka" im. Aleksandra Piotrowskiego w Gnieźnie (Aleksander-Piotrowski-Wojewodschaftkrankenhaus für psychisch- und Nervenkranke in Gnesen, ehem. Dziekanka/Tiegenhof.

VAN DER LOCHT, Volker, Zwangssterilisation und „Euthanasie" in Essen, Beiträge zur Geschichte von Stadt und Stift Essen, Essen 2010.

VOSSEN, Johannes, Der öffentliche Gesundheitsdienst im „Reichsgau Wartheland" und die Durchführung der nationalsozialistischen „Volkstumspolitik" 1939-1945, in: Hüntelmann, Axel C./ Vossen, Johannes/ Czech, Herwig (Hrsg.), Gesundheit und Staat. Studien zur Geschichte der Gesundheitsämter in Deutschland 1870-1950, Husum 2006, S. S. 237-254.

WEINDLING, Paul J., Die Verbreitung rassenhygienischen/ eugenischen Gedankengutes in bürgerlichen und sozialistischen Kreisen in der Weimarer Republik, in: Medizinhistorisches Journal 22 (1987), S. 352-268.

WEISS, Sheila Faith, Race Hygiene and National Efficiency. The Eugenics of Wilhelm Schallmayer, University of California Press, 1987.

WUNDER, Michael, Die Abtransporte von 1941, in: Wunder, Michael/ Genkel, Ingrid/ Jenner, Harald (Hrsg.), Auf dieser schiefen Ebene gibt es kein Halten mehr. Die Alsterdorfer Anstalten im Nationalsozialismus, 2. Aufl., Hamburg 1988, S. 181-188.

WUNDER, Michael, Die Karriere des Dr. Kreyenberg – Heilen und Vernichten in Alsterdorf, in: Wunder, Michael/Genkel, Ingrid/ Jenner, Harald (Hrsg.), Auf dieser schiefen Ebene gibt es kein Halten mehr. Die Alsterdorfer Anstalten im Nationalsozialismus, 2. Aufl., Hamburg 1988, S. 97-126.

WUNDER, Michael, Euthanasie in den letzten Kriegsjahren. Die Jahre 1944 und 1945 in der Heil-und Pflegeanstalt Langenhorn, Husum 1992.

ZIMMERMANN, Wolfgang, Verfolgt, vertrieben, vernichtet. Die nationalsozialistische Vernichtungspolitik gegen Sinti und Roma, Essen 1989.

Zivilisationen & Geschichte / Civilizations & History / Civilisations & Histoire

Herausgegeben von / edited by / dirigée par Ina Ulrike Paul und / and / et Uwe Puschner

Bd. / Vol. 1   Ljiljana Heise: KZ-Aufseherinnen vor Gericht. Greta Bösel – „another of those brutal types of women"? 2009.

Bd. / Vol. 2   Ivonne Meybohm: Erziehung zum Zionismus. Der Jüdische Wanderbund Blau-Weiß als Versuch einer praktischen Umsetzung des Programms der Jüdischen Renaissance. 2009.

Bd. / Vol. 3   Tamara Or: Vorkämpferinnen und Mütter des Zionismus. Die deutsch-zionistischen Frauenorganisationen (1897-1938). 2009.

Bd. / Vol. 4   Sonja Knopp: „Wir lebten mitten im Tod". Das „Sonderkommando" in Auschwitz in schriftlichen und mündlichen Häftlingserinnerungen. 2010.

Bd. / Vol. 5   Vera Kallenberg: Von „liederlichen Land-Läuffern" zum „asiatischen Volk". Die Repräsentation der ‚Zigeuner' in deutschsprachigen Lexika und Enzyklopädien zwischen 1700 und 1850. Eine wissensgeschichtliche Untersuchung. 2010.

Bd. / Vol. 6   Stefan Gerbing: Afrodeutscher Aktivismus. Interventionen von Kolonisierten am Wendepunkt der Dekolonisierung Deutschlands 1919. 2010.

Bd. / Vol. 7   Karena Kalmbach: Tschernobyl und Frankreich. Die Debatte um die Auswirkungen des Reaktorunfalls im Kontext der französischen Atompolitik und Elitenkultur. 2011.

Bd. / Vol. 8   Monika Brockhaus: „Ein Ereignis von weltgeschichtlicher Bedeutung". Die Balfour-Deklaration in der veröffentlichten Meinung. 2011.

Bd. / Vol. 9   Klaus Geus (Hrsg.): Utopien, Zukunftsvorstellungen, Gedankenexperimente. Literarische Konzepte von einer „anderen" Welt im abendländischen Denken von der Antike bis zur Gegenwart. 2011.

Bd. / Vol. 10   Gregor Hufenreuter: Philipp Stauff. Zur Geschichte des Deutschvölkischen Schriftstellerverbandes, des Germanen-Ordens und der Guido-von-List-Gesellschaft. Ideologe, Agitator und Organisator im völkischen Netzwerk des Wilhelminischen Kaiserreichs. 2011.

Bd. / Vol. 11   Ghazal Ahmadi: Iran als Spielball der Mächte? Die internationalen Verflechtungen des Iran unter Reza Schah und die anglo-sowjetische Invasion 1941. 2011.

Bd. / Vol. 12   Thomas Brünner: Public Diplomacy im Westen. Die Presseagentur *Panorama DDR* informiert das Ausland. 2011.

Bd. / Vol. 13   Jonas Kleindienst: Die Wilden Cliquen Berlins. „Wild und frei" trotz Krieg und Krise. Geschichte einer Jugendkultur. 2011.

Bd. / Vol. 14   Anne Katherine Kohlrausch: Literarische Selbstverortung als historische Handlung. *The Travels of Dean Mahomet*, 1794. 2011.

Bd. / Vol. 15   Reinhard Blänkner: „Absolutismus". Eine begriffsgeschichtliche Studie zur politischen Theorie und zur Geschichtswissenschaft in Deutschland, 1830-1870. 2011.

Bd. / Vol. 16   Jens Flemming, Klaus Saul, Peter-Christian Witt (Hrsg.), unter Mitarbeit von Simona Lavaud: Lebenswelten im Ausnahmezustand. Die Deutschen, der Alltag und der Krieg, 1914-1918. 2011.

Bd. / Vol. 17   Philipp Küsgens: Horizonte nationaler Musik. Musiziergesellschaften in Süddeutschland und der Deutschschweiz 1847-1891. 2012.

Bd. / Vol. 18   Anette Dietrich / Ljiljana Heise (Hrsg.): Männlichkeitskonstruktionen im Nationalsozialismus. Formen, Funktionen und Wirkungsmacht von Geschlechterkonstruktionen im Nationalsozialismus und ihre Reflexion in der pädagogischen Praxis. 2013.

Bd. / Vol. 19   David Hamann: Gunther Ipsen in Leipzig. Die wissenschaftliche Biographie eines „Deutschen Soziologen" 1919-1933. 2013.

Bd. / Vol. 20 Richard Faber / Uwe Puschner (Hrsg.): Intellektuelle und Antiintellektuelle im 20. Jahrhundert. 2013.

Bd. / Vol. 21 Nicola Kristin Karcher / Anders G. Kjøstvedt (eds.): Movements and Ideas of the Extreme Right in Europe. Positions and Continuities. 2013.

Bd. / Vol. 22 Klaus Geus / Elisabeth Irwin / Thomas Poiss (Hrsg.): Herodots Wege des Erzählens. Logos und Topos in den *Historien*. 2013.

Bd. / Vol. 23 Alina Soroceanu: Niceta von Remesiana. Seelsorge und Kirchenpolitik im spätantiken unteren Donauraum. 2013.

Bd. / Vol. 24 Horst Junginger / Andreas Åkerlund (eds.): Nordic Ideology between Religion and Scholarship. 2013.

Bd. / Vol. 25 Richard Faber (Hrsg.): Totale Erziehung in europäischer und amerikanischer Literatur. 2013.

Bd. / Vol. 26 Silke Segler-Meßner / Isabella von Treskow (éd.): Génocide, enfance et adolescence dans la littérature, le dessin et au cinéma. 2014.

Bd./Vol. 27 Michael Meyer : Symbolarme Republik? Das politische Zeremoniell der Weimarer Republik in den Staatsbesuchen zwischen 1920 und 1933. 2014.

Bd./Vol. 28 Enno Schwanke: Die Landesheil- und Pflegeanstalt Tiegenhof. Die nationalsozialistische *Euthanasie* in Polen während des Zweiten Weltkrieges. 2014.

Bd./Vol. 29 Christina Stange-Fayos: Publizistik und Politisierung der Frauenbewegung in der wilhelminischen Epoche. Die Zeitschrift *Die Frau* (1893–1914). Diskurs und Rhetorik. 2014.

www.peterlang.com